DIETA
MEDITERRANEA DASH
2021
RICETTE FACILI E VELOCI PER
TUTTI I GUSTI

INDICE

Introduzione..7

Ricette per colazione e frullati 8

Muffin all'arancia e mirtillo... 8

Farina d'avena allo zenzero al forno con guarnizione di pere............... 9

Frittata vegetariana alla greca 10

Patate dolci con scaglie di cocco..11

Frullato di semi di lino e banana..12

Frullato di tofu fruttato 12

Toast francese con salsa di mele...13

Frullato di banana, burro di arachidi e verdure 14

Biscotti in polvere 15

Frittelle d'avena alla banana con noci.....................................16

Frullato cremoso di avena, verdura e mirtilli 17

Farina d'avena alla banana e cannella....................................18

Bagel fatti in modo sano 19

Colazione mediterranea Pita..20

Uovo Deviled Hummus...21

Uovo strapazzato al salmone affumicato.................................22

Muffin di grano saraceno alla mela e raisin...........................23

Muffin alla zucca e crusca..24

Pancake di grano saraceno al latticello..................................25

Toast francese con mandorle e composta di pesche.................26

Farina d'avena ai frutti di bosco con crema dolce alla vaniglia...........27

Crepe al cioccolato e alle fragole.................28

Ricette per il pranzo **30**

Kushari.................30

Bulgur con pomodori e ceci 31

Maccheroni allo sgombro.................32

Maccheroni con pomodori ciliegia e acciughe.................34

Risotto al limone e gamberetti.................35

Spaghetti alle vongole.................36

Zuppa di pesce greca 38

Riso venere con gamberetti 39

Pennette con salmone e vodka.................40

Carbonara di frutti di mare 42

Garganelli con pesto di zucchine e gamberetti.................43

Risotto al salmone.................45

Riso con vermicelli.................46

Fave e riso 47

Fave al burro 48

Freekeh 49

Palline di riso fritto con salsa di pomodoro 50

Riso alla spagnola 51

Zucchine con riso e tzatziki.................52

3

Fagioli cannellini con rosmarino e aglio 53

Riso gioiello...54

Risotto agli asparagi 55

Paella di verdure 56

Casseruola di melanzane e riso...57

Couscous di molte verdure...59

Pennette con salmone e vodka..61

Carbonara di frutti di mare 62

Garganelli con pesto di zucchine e gamberetti......................................63

Ricette per la cena...**66**

Peperoni ripieni 66

Melanzane ripiene con formaggio di capra 67

Korma Curry..68

Barrette di zucchine 69

Zuppa di funghi..70

Funghi di Portobello ripieni 71

Insalata di lattuga...72

Salmone all'aglio e limone...73

Curry di ceci...74

Instant Pot cosce di pollo con olive e capperi.......................................75

Salmone istantaneo 77

Instant Pot Mac N' Cheese..78

Involtini di spinaci 79

Pieghevole al formaggio di capra 80

Torta di crêpe...............81

Zuppa di cocco...............82

Tacos di pesce...............83

Insalata Cobb 84

Zuppa di formaggio 85

Tartare di tonno...............86

Zuppa di vongole 87

Insalata di manzo asiatico 88

Carbonara 89

Zuppa di cavolfiore con semi...............90

Asparagi avvolti nel prosciutto...............92

Ricette di dessert **93**

Il più elegante soufflé al prezzemolo di sempre 93

Bocconcini di finocchio e mandorle...............93

Caramello al cocco esuberante 94

No Bake Cheesecake 95

Budino di zucca con semi di chia facile 96

Un bel budino al mirtillo...............97

Lime decisivo e ghiacciolo alla fragola 98

Muffin al mirtillo devastante...............99

Il pane al cocco...............100

Fichi freschi con noci e ricotta...............100

Autentici tartufi di datteri di Medjool 101

Gustosi Popcorn mediterranei al burro di mandorle e arachidi........102

Solo un minuto che vale un muffin 103

Pane di mandorle sostanzioso 104

Burro di anacardi e mandorle 105

Il rinfrescante Nutter 105

Eleganti muffin al mirtillo rosso 106

Muffin di mele e mandorle 107

Parfait al cioccolato alla moda 108

Bomba Matcha suprema 109

Mesmerizing Avocado and Chocolate Pudding 110

Budino sostanzioso all'ananas 111

Sana crostata di bacche.......................................112

Introduzione

La dieta mediterranea DASH è progettata per aiutarvi ad abbassare la pressione sanguigna, migliorare la salute cardiaca, ridurre il rischio di cancro e diabete di tipo 2 e, in alcuni casi, perdere peso. La dieta mediterranea si basa sul mangiare, cucinare, e altri fattori di stile di vita che si concentrano su un'abbondanza di cibi interi. La dieta DASH è stata creata per evitare l'ipertensione attraverso l'assunzione di alcuni nutrienti e l'eliminazione di altri. Queste due diete si sovrappongono in molte aree, ma la loro fusione completa crea un duo potente che è sostenibile - e delizioso - a lungo termine. Non c'è da stupirsi che siano state le due migliori diete, come classificate da U.S. News & World Report, per molti anni consecutivi.

La combinazione delle due diete crea un metodo esclusivo per la dieta DASH che è estremamente flessibile, ricco di opzioni vegetariane e di pasticceria, e rende facile e fattibile cucinare a casa o mangiare fuori. Una volta comprese le basi e iniziato a costruire il tuo arsenale di ricette, personalizzare i tuoi piatti preferiti diventerà una seconda natura. Non dovrete mai avere paura di rimanere a corto di idee per le ricette!

Come qualcuno che ha un profondo amore sia per il cibo che per la salute, ho riempito questo libro con piatti soddisfacenti radicati nelle saporite tradizioni culinarie di Grecia, Italia e Spagna, tra gli altri, e ho incluso suggerimenti per rendere l'impegno a questo modo nutrizionalmente equilibrato di mangiare il più facile possibile. Spero che troverete le informazioni in questo libro e le ricette utili e gustose quanto me. Basta con i discorsi di incoraggiamento. È ora di iniziare. Scopriamo cos'è la dieta mediterranea DASH, come e perché è stata sviluppata, e come puoi usarla per migliorare la tua salute!

Ricette per colazione e frullati

Muffin all'arancia e mirtillo

Tempo di preparazione: 10 minuti
Tempo di cottura: 10-25 minuti
Porzioni: 12
Livello di difficoltà: Media
Ingredienti:

- 1 3/4 di tazza di farina per tutti gli usi
- 1/3 di tazza di zucchero
- 2 1/2 cucchiaini di lievito in polvere
- 1/2 cucchiaino di bicarbonato di sodio
- 1/2 cucchiaino di sale
- 1/2 cucchiaino di cannella macinata
- 3/4 di tazza di latte, senza grassi (scremato)
- 1/4 di tazza di burro
- 1 uovo grande, leggermente sbattuto
- 3 cucchiai di succo d'arancia concentrato scongelato
- 1 cucchiaino di vaniglia
- 3/4 di tazza di mirtilli freschi

Indicazioni:

1. Prepara il tuo forno a 400 ° F. Segui i passi da 2 a 5 della ricetta dei Muffin di grano saraceno e raisin. Riempi i pirottini da muffin per ¾ della miscela e cuoci per 20-25 minuti. Lasciate raffreddare per 5 minuti e servite caldo.

Nutrizione (per 100g):

- Calorie 149
- Grasso 5g
- Carboidrati 24g
- Proteina 3g
- Sodio 518mg

Farina d'avena allo zenzero al forno con guarnizione di pere

Tempo di preparazione: 10 minuti
Tempo di cottura: 15 minuti
Porzioni: 2
Livello di difficoltà: Facile
Ingredienti:

- 1 tazza di avena vecchio stile
- 3/4 di tazza di latte, senza grassi (scremato)
- 1 albume d'uovo
- 1 1/2 cucchiaini di zenzero grattugiato, fresco o 3/4 di cucchiaino di zenzero macinato
- 2 cucchiai di zucchero di canna, divisi
- 1/2 pera matura tagliata a dadini

Indicazioni:

1. Spruzzare dei pirottini da 2x6 once con uno spray da cucina antiaderente. Preparare il forno a 350 ° F. Combinare i primi quattro ingredienti e un cucchiaio di zucchero, poi mescolare bene. Versare uniformemente tra i 2 pirottini. Aggiungere le fette di pera e il cucchiaio di zucchero rimanente. Cuocere per 15 minuti. Servire caldo.

Nutrizione (per 100g):

- Calorie 268
- Grasso 5g
- Carboidrati 2g
- Proteine 10g
- Sodio 779mg

Frittata vegetariana alla greca

Tempo di preparazione: 10 minuti
Tempo di cottura: 20 minuti
Porzioni: 2
Livello di difficoltà: Facile
Ingredienti:

- 4 uova grandi
- 2 cucchiai di latte senza grassi
- 1/8 di cucchiaino di sale
- 3 cucchiaini di olio d'oliva, divisi
- 2 tazze di baby Portobello, affettate
- 1/4 di tazza di cipolla tritata finemente
- 1 tazza di spinaci freschi
- 3 cucchiai di formaggio feta, sbriciolato
- 2 cucchiai di olive mature, affettate
- Pepe appena macinato

Indicazioni:

1. Sbattere insieme i primi tre ingredienti. Mescolare in 2 cucchiai di olio in una padella antiaderente a fuoco medio-alto. Soffriggere le cipolle e i funghi per 5-6 minuti o fino a doratura. Unire gli spinaci e cuocere. Togliere il composto dalla padella.
2. Usando la stessa padella, scaldate a fuoco medio-basso l'olio rimanente. Versate la vostra miscela di uova e, quando inizia a stabilizzarsi, spingete i bordi verso il centro per far scorrere sotto la miscela non cotta. Quando le uova sono pronte, versate il composto di verdure su un lato. Cospargete con olive e feta, poi ripiegate l'altro lato per chiudere. Tagliare a metà e cospargere di pepe per servire.

Nutrizione (per 100g):

- Calorie 271
- Grasso 2g
- Carboidrati 7g; Proteine 18g; Sodio 648mg

Patate dolci con scaglie di cocco

Tempo di preparazione: 15 minuti
Tempo di cottura: 1 ora
Porzioni: 2
Ingredienti:

- 16 once di patate dolci
- 1 cucchiaio di sciroppo d'acero
- ¼ c. di yogurt greco al cocco senza grassi
- 1/8 c. di scaglie di cocco tostato non zuccherato
- 1 mela tritata

Indicazioni:

1. Preriscaldare il forno a 400 °F.
2. Mettere le patate su una teglia da forno. Infornatele per 45-60 minuti o fino a quando saranno morbide.
3. Usare un coltello affilato per segnare una "X" sulle patate e spappolare la polpa con una forchetta.
4. Coprire con scaglie di cocco, mela tritata, yogurt greco e sciroppo d'acero.
5. Servire immediatamente.

Nutrizione:

- Calorie: 321
- Grasso: 3 g
- Carboidrati: 70 g
- Proteine: 7 g
- Zuccheri: 0,1 g
- Sodio: 3%

Frullato di semi di lino e banana

Tempo di preparazione: 5 minuti
Tempo di cottura: 0 minuti
Porzioni: 1
Ingredienti:

- 1 banana congelata
- ½ c. di latte di mandorla
- Estratto di vaniglia.
- 1 cucchiaio di burro di mandorle
- 2 cucchiai di semi di lino 1 cucchiaio di sciroppo d'acero

Indicazioni:

1. Aggiungete tutti gli ingredienti in un robot da cucina o in un frullatore ed eseguite fino ad ottenere un composto omogeneo. Versare il composto in un bicchiere e gustare.

Nutrizione:

- Calorie: 376
- Grasso: 19,4 g
- Carboidrati: 48,3 g
- Proteine: 9,2 g
- Zuccheri: 12%
- Sodio: 64,9 mg

Frullato di tofu fruttato

Tempo di preparazione: 5 minuti
Tempo di cottura: 0 minuti
Porzioni: 2
Ingredienti:

- 1 c. di acqua ghiacciata
- 1 c. di spinaci confezionati

- ¼ c. di pezzi di mango congelati
- ½ c. di pezzi di ananas congelati
- 1 cucchiaio di semi di chia
- 1 contenitore di silken tofu
- 1 banana media congelata

Indicazioni:

1. In un frullatore potente, aggiungere tutti gli ingredienti e frullare fino a che non sia liscio e cremoso.
2. Dividere uniformemente in due bicchieri, servire e gustare.

Nutrizione:

- Calorie: 175
- Grasso: 3,7 g
- Carboidrati: 33,3 g
- Proteine: 6,0 g
- Zuccheri: 16,3 g
- Sodio: 1%

Toast francese con salsa di mele

Tempo di preparazione: 5 minuti
Tempo di cottura: 5 minuti
Porzioni: 6
Ingredienti:

- ¼ c. di salsa di mele non zuccherata
- ½ c. di latte scremato
- 2 pacchetti di Stevia
- 2 uova
- 6 fette di pane integrale
- 1 cucchiaino di cannella macinata

Indicazioni:

1. Mescolare bene la salsa di mele, lo zucchero, la cannella, il latte e le uova in una ciotola.
2. Una fetta alla volta, immergere il pane in una miscela di salsa di mele fino a bagnarlo.
3. A fuoco medio, scaldare una grande padella antiaderente.
4. Aggiungere il pane ammollato da un lato e un altro dall'altro lato. Cuocete in un unico strato per 2-3 minuti per lato a fuoco medio-basso o fino a leggera doratura.
5. Servire e gustare.

Nutrizione:

- Calorie: 122.6
- Grasso: 2,6 g
- Carboidrati: 18,3 g
- Proteine: 6,5 g
- Zuccheri: 14,8 g
- Sodio: 11%

Frullato di banana, burro di arachidi e verdure

Tempo di preparazione: 5 minuti
Tempo di cottura: 0 minuti
Porzioni: 1
Ingredienti:

- 1 c. di lattuga romana tritata e confezionata
- 1 banana media congelata
- 1 cucchiaio di burro di arachidi tutto naturale
- 1 c. di latte di mandorla freddo

Indicazioni:

1. In un frullatore pesante, aggiungere tutti gli ingredienti.
2. Ridurre in purea fino ad ottenere un composto liscio e cremoso.
3. Servire e gustare.

Nutrizione:

- Calorie: 349.3
- Grasso: 9,7 g
- Carboidrati: 57,4 g
- Proteine: 8,1 g
- Zuccheri: 4,3 g
- Sodio: 18%

Biscotti in polvere

Tempo di preparazione: 5 minuti
Tempo di cottura: 5 minuti
Porzioni: 1

Ingredienti:

- 1 albume d'uovo
- 1 c. di farina bianca integrale
- 4 cucchiai di accorciamento vegetale non idrogenato
- 1 cucchiaio di zucchero
- 2/3 c. di latte magro
- 1 c. di farina integrale non sbiancata
- 4 cucchiai di lievito in polvere senza sodio

Indicazioni:

1. Preriscaldare il forno a 450°F. Tirare fuori una teglia da forno e metterla da parte.
2. Mettere la farina, lo zucchero e il lievito in una ciotola e sbattere bene per combinare.
3. Tagliare l'accorciamento nell'impasto con le dita e lavorare fino ad ottenere delle briciole grossolane. Aggiungere l'albume e il latte e mescolare per combinare.

4. Girare la pasta su una superficie leggermente infarinata e impastare per 1 minuto. Stendere la pasta a ¾ di pollice di spessore e tagliare in 12 rotoli.
5. Disporre i tondi sulla teglia da forno. Mettere la teglia sul ripiano centrale del forno e cuocere 10 minuti.
6. Togliere la teglia e mettere i biscotti su una rastrelliera a raffreddare.

Nutrizione:

- Calorie: 118
- Grasso: 4 g
- Carboidrati: 16 g
- Proteine: 3 g
- Zuccheri: 0,2 g
- Sodio: 6%

Frittelle d'avena alla banana con noci

Tempo di preparazione: 15 minuti
Tempo di cottura: 5 minuti
Porzioni: 8 frittelle
Ingredienti:

- 1 banana soda tagliata finemente a dadini
- 1 c. di miscela per pancake di grano intero
- 1/8 c. di noci tritate
- ¼ c. di avena vecchio stile

Indicazioni:

1. Preparare il mix di pancake secondo le indicazioni sulla confezione.
2. Aggiungere le noci, l'avena e la banana tritata.
3. Rivestire una piastra con spray da cucina. Aggiungere circa ¼ di tazza della pastella dei pancake sulla piastra quando è calda.

4. Girare il pancake quando si formano delle bolle in cima. Cuocere fino a doratura.
5. Servire immediatamente.

Nutrizione:

- Calorie: 155
- Grasso: 4 g
- Carboidrati: 28 g
- Proteine: 7 g
- Zuccheri: 2,2 g
- Sodio: 16%

Frullato cremoso di avena, verdura e mirtilli

Tempo di preparazione: 4 minuti
Tempo di cottura: 0 minuti
Porzioni: 1
Ingredienti:

- 1 c. di latte freddo senza grassi
- 1 c. di insalata verde
- ½ c. di mirtilli freschi congelati
- ½ c. di farina d'avena cotta congelata
- 1 cucchiaio di semi di girasole

Indicazioni:

1. In un frullatore potente, frullare tutti gli ingredienti fino a renderli lisci e cremosi.
2. Servire e gustare.

Nutrizione:

- Calorie: 280; Grasso: 6,8 g
- Carboidrati: 44,0 g ; Proteine: 14,0 g
- Zuccheri: 32 g ; Sodio: 141%

Farina d'avena alla banana e cannella

Tempo di preparazione: 5 minuti
Tempo di cottura: 0 minuti
Porzioni: 6
Ingredienti:

- 2 c. di avena a cottura rapida
- 4 c. di latte senza grassi
- 1 cucchiaino di cannella macinata
- 2 banane mature grandi tritate
- 4 cucchiai di zucchero di canna
- Cannella extra macinata

Indicazioni:

1. Mettere il latte in una padella e portare a ebollizione. Aggiungere l'avena e cuocere a fuoco medio fino a quando si addensa, per due o quattro minuti. Mescolare ad intermittenza.
2. Aggiungere la cannella, lo zucchero di canna, la banana e mescolare per combinare.
3. Se volete, servite con cannella extra e latte. Buon appetito!

Nutrizione:

- Calorie: 215
- Grasso: 2 g
- Carboidrati: 42 g
- Proteine: 10 g
- Zuccheri: 1 g
- Sodio: 40%

Bagel fatti in modo sano

Tempo di preparazione: 5 minuti
Tempo di cottura: 40 minuti
Porzioni: 8
Ingredienti:

- 1 ½ c. di acqua calda
- 1 ¼ c. di farina di pane
- 2 cucchiai di miele
- 2 c. di farina integrale
- 2 cucchiai di lievito
- 1 cucchiaio e mezzo di olio d'oliva
- 1 cucchiaio di aceto

Indicazioni:

1. In una macchina del pane, mescolare tutti gli ingredienti e poi lavorare sul ciclo di impasto.
2. Una volta fatto, creare 8 pezzi a forma di palla appiattita.
3. Fate un buco al centro di ogni palla usando il pollice e poi create una forma a ciambella.
4. In una teglia unta, mettere l'impasto a forma di ciambella, poi coprire e lasciare lievitare circa ½ ora.
5. Preparare circa 2 pollici di acqua a bollire in una grande padella.
6. In acqua bollente, far cadere uno alla volta i bagel e farli bollire per 1 minuto, poi girarli una volta.
7. Toglieteli e rimetteteli su una teglia da forno e cuoceteli a 350oF per circa 20-25 minuti fino a doratura.

Nutrizione:

- Calorie: 228.1; Grasso: 3.7 g; Carboidrati: 41.8 g; Proteine: 6.9 g; Zuccheri: 0 g ; Sodio: 15%

Colazione mediterranea Pita

Tempo di preparazione: 22 minuti
Tempo di cottura: 3 minuti
Porzioni: 2
Livello di difficoltà: Facile
Ingredienti:

- 1/4 di tazza di peperone rosso dolce
- 1/4 di tazza di cipolla tritata
- 1 tazza di sostituto dell'uovo
- 1/8 di cucchiaino di sale
- 1/8 di cucchiaino di pepe
- 1 piccolo pomodoro tritato
- 1/2 tazza di spinaci freschi strappati
- 1-1/2 cucchiaini di basilico fresco tritato
- 2 pezzi di pane pita interi
- 2 cucchiai di formaggio feta sbriciolato

Indicazioni:

1. Rivestire con uno spray da cucina una padella antiaderente di piccole dimensioni. Mescolare la cipolla e il peperone rosso per 3 minuti a fuoco medio. Aggiungere il surrogato d'uovo e condire con sale e pepe. Mescolare e cuocere fino a quando non si fissa.
2. Mescolare gli spinaci strappati, i pomodori tritati e il basilico tritato. Distribuire sulle pitas. Ricoprire il composto di verdure con il composto di uova.
3. Coprire con formaggio feta sbriciolato e servire immediatamente.

Nutrizione (per 100g):

- Calorie: 267
- Grasso: 3g
- Carboidrati: 41g
- Proteine: 20g
- Sodio: 643mg

Uovo Deviled Hummus

Tempo di preparazione: 10 minuti
Tempo di cottura: 0 minuti
Porzioni: 6
Livello di difficoltà: Facile
Ingredienti:

- 1/4 di tazza di cetriolo tagliato finemente
- 1/4 di tazza di pomodoro finemente tagliato a dadini
- 2 cucchiaini di succo di limone fresco
- 1/8 di cucchiaino di sale
- 6 uova sode sbucciate, tagliate a metà nel senso della lunghezza
- 1/3 di tazza di hummus all'aglio arrostito o qualsiasi altro gusto di hummus
- Prezzemolo fresco tritato (opzionale)

Indicazioni:

1. Unire il pomodoro, il succo di limone, il cetriolo e il sale e mescolare delicatamente. Raschiare i tuorli dalle uova dimezzate e conservarli per un uso successivo.
2. Mettere un cucchiaino abbondante di hummus in ogni mezzo uovo.
3. Coprire con prezzemolo e mezzo cucchiaio di miscela di pomodoro e cetriolo. Servire immediatamente.

Nutrizione (per 100g):

- Calorie: 40
- Grasso: 1g
- Carboidrati: 3g
- Proteine: 4g
- Sodio: 544mg

Uovo strapazzato al salmone affumicato

Tempo di preparazione: 2 minuti
Tempo di cottura: 8 minuti
Porzioni: 4
Livello di difficoltà: Media
Ingredienti:

- 16 once di sostituto dell'uovo, senza colesterolo
- 1/8 di cucchiaino di pepe nero
- 2 cucchiai di cipolle verdi affettate, conservare le cime
- 1 oncia di formaggio cremoso a basso contenuto di grassi raffreddato, tagliato a cubetti da 1/4 di pollice
- 2 once di salmone affumicato a scaglie

Indicazioni:

1. Tagliare il formaggio cremoso raffreddato in cubetti da ¼ di pollice, poi mettere da parte.
2. Sbattere il surrogato dell'uovo e il pepe in una ciotola di grandi dimensioni
3. Rivestire una padella antiaderente con spray da cucina a fuoco medio. Mescolate il surrogato dell'uovo e cuocete per 5-7 minuti o fino a quando non inizia a rapprendersi, mescolando di tanto in tanto e raschiando il fondo della padella.
4. Aggiungere la crema di formaggio, le cipolle verdi e il salmone. Continuare a cuocere e mescolare per altri 3 minuti o solo fino a quando le uova sono ancora umide ma cotte.

Nutrizione (per 100g):

- Calorie: 100
- Grassi: 3g
- Carboidrati: 2g
- Proteine: 15g
- Sodio: 772mg

Muffin di grano saraceno alla mela e raisin

Tempo di preparazione: 24 minuti
Tempo di cottura: 20 minuti
Porzioni: 12
Livello di difficoltà: Media
Ingredienti:

- 1 tazza di farina universale
- 3/4 di tazza di farina di grano saraceno
- 2 cucchiai di zucchero di canna
- 1 1/2 cucchiaino di lievito in polvere
- 1/4 di cucchiaino di bicarbonato di sodio
- 3/4 di tazza di latticello a basso contenuto di grassi
- 2 cucchiai di olio d'oliva
- 1 uovo grande
- 1 tazza di mele fresche sbucciate e private del torsolo, tagliate a dadini
- 1/4 di tazza di uva passa dorata

Indicazioni:

1. Preparare il forno a 375 ° F. Foderare una teglia per muffin da 12 tazze con uno spray da cucina antiaderente o con pirottini di carta. Mettere da parte. Incorporare tutti gli ingredienti secchi in una terrina. Mettere da parte.
2. Sbattere insieme gli ingredienti liquidi fino ad ottenere un composto liscio. Trasferire il composto liquido sul composto di farina e mescolare fino a inumidirlo. Aggiungere le mele tagliate a dadini e l'uvetta.
3. Riempire ogni tazza di muffin con circa 2/3 del composto. Infornare fino a quando non diventa marrone dorato. Usare la prova dello stuzzicadenti. Servire.

Nutrizione (per 100g):

- Calorie: 117
- Grasso: 1g
- Carboidrati: 19g
- Proteine: 3g; Sodio: 683mg

Muffin alla zucca e crusca

Tempo di preparazione: 20 minuti
Tempo di cottura: 20 minuti
Porzioni: 22
Livello di difficoltà: Media
Ingredienti:

- 3/4 di tazza di farina per tutti gli usi
- 3/4 di tazza di farina integrale
- 2 cucchiai di zucchero
- 1 cucchiaio di lievito in polvere
- 1/8 di cucchiaino di sale
- 1 cucchiaino di spezia per torta di zucca
- 2 tazze di cereali 100% crusca
- 1 1/2 tazze di latte scremato
- 2 albumi d'uovo
- 15 once' x 1 lattina di zucca
- 2 cucchiai di olio di avocado

Indicazioni:

1. Preriscaldare il forno a 400 °F. Preparare una teglia per muffin sufficiente per 22 muffin e foderarla con uno spray da cucina antiaderente. Mescolare i primi quattro ingredienti fino a quando sono combinati. Mettere da parte.
2. In una grande ciotola, mescolate insieme il latte e la crusca di cereali e lasciate riposare per 2 minuti o finché i cereali non si ammorbidiscono. Aggiungere l'olio, gli albumi e la zucca nel mix di crusca e mescolare bene. Aggiungere la miscela di farina e mescolare bene.
3. Dividere la pastella in porzioni uguali nella teglia per muffin. Cuocere per 20 minuti. Estrarre i muffin dalla teglia e servirli caldi o freddi.

Nutrizione (per 100g):

- Calorie: 70
- Grasso: 3g

- Carboidrati: 14g
- Proteine: 3g
- Sodio: 484mg

Pancake di grano saraceno al latticello

Tempo di preparazione: 2 minuti
Tempo di cottura: 18 minuti
Porzioni: 9
Livello di difficoltà: Facile
Ingredienti:
- 1/2 tazza di farina di grano saraceno
- 1/2 tazza di farina universale
- 2 cucchiaini di lievito in polvere
- 1 cucchiaino di zucchero di canna
- 2 cucchiai di olio d'oliva
- 2 uova grandi
- 1 tazza di latticello a basso contenuto di grassi

Indicazioni:

1. Incorporare i primi quattro ingredienti in una ciotola. Aggiungere l'olio, il latticello e le uova e mescolare fino ad amalgamare bene.
2. Mettere la piastra su fuoco medio e spruzzare con spray da cucina antiaderente.
3. Versare ¼ di tazza della pastella sulla padella e cuocere per 1-2 minuti su ogni lato o finché non diventano dorati. Servire immediatamente.

Nutrizione (per 100g):

- Calorie: 108
- Grasso: 3g
- Carboidrati: 12g
- Proteine: 4g
- Sodio: 556mg

Toast francese con mandorle e composta di pesche

Tempo di preparazione: 10 minuti
Tempo di cottura: 15 minuti
Porzioni: 4
Livello di difficoltà: Facile
Ingredienti:
Composta:
- 3 cucchiai di sostituto dello zucchero, a base di sucralosio
- 1/3 di tazza + 2 cucchiai di acqua, divisi
- 1 1/2 tazze di pesche fresche sbucciate o congelate, scongelate e scolate a fette
- 2 cucchiai di crema di frutta alla pesca, senza zucchero aggiunto
- 1/4 di cucchiaino di cannella macinata

Toast francese alle mandorle:
- 1/4 di tazza di latte (scremato) senza grassi
- 3 cucchiai di sostituto dello zucchero, a base di sucralosio
- 2 uova intere
- 2 albumi d'uovo
- 1/2 cucchiaino di estratto di mandorle
- 1/8 di cucchiaino di sale
- 4 fette di pane multicereali
- 1/3 di tazza di mandorle affettate

Indicazioni:

1. Per fare la composta, sciogliere 3 cucchiai di sucralosio in 1/3 di tazza di acqua in una casseruola media a fuoco medio-alto. Aggiungere le pesche e portare a ebollizione. Ridurre il calore a medio e continuare a cuocere scoperto per altri 5 minuti o fino a quando le pesche ammorbidito.

2. Combinare l'acqua rimanente e la crema di frutta, poi mescolare alle pesche nella casseruola e cuocere per un altro minuto o fino a quando lo sciroppo si addensa. Togliere dal fuoco e aggiungere la cannella. Coprire per mantenere il calore.

3. Per fare il french toast. Unire il latte e il sucralosio in un grande piatto poco profondo e sbattere fino a quando non si scioglie

completamente. Sbattere gli albumi, le uova, l'estratto di mandorle e il sale. Immergere entrambi i lati delle fette di pane per 3 minuti nella miscela di uova o fino a quando sono completamente imbevute. Cospargere entrambi i lati con le mandorle affettate e premere fermamente per farle aderire.

4. Spennellare la padella antiaderente con spray da cucina e metterla su fuoco medio-alto. Cuocere le fette di pane sulla piastra per 2 o 3 minuti su entrambi i lati o fino a quando diventa marrone chiaro. Servire condito con la composta di pesche.

Nutrizione (per 100g):

- Calorie: 277
- Grasso: 7g
- Carboidrati: 31g
- Proteine: 12g
- Sodio: 665mg

Farina d'avena ai frutti di bosco con crema dolce alla vaniglia

Tempo di preparazione: 5 minuti
Tempo di cottura: 5 minuti
Porzioni: 4
Livello di difficoltà: Facile
Ingredienti:

- 2 tazze di acqua
- 1 tazza di avena a cottura rapida
- 1 cucchiaio di sostituto dello zucchero a base di sucralosio
- 1/2 cucchiaino di cannella macinata
- 1/8 di cucchiaino di sale

Crema:

- 3/4 di tazza di metà e metà senza grassi
- 3 cucchiai di sostituto dello zucchero a base di sucralosio
- 1/2 cucchiaino di estratto di vaniglia

- 1/2 cucchiaino di estratto di mandorle

<u>Guarnizioni:</u>

- 1 1/2 tazze di mirtilli freschi
- 1/2 tazza di lamponi freschi o congelati e scongelati

Indicazioni:

1. Far bollire l'acqua a fuoco alto e mescolare l'avena. Ridurre il calore a medio mentre si cuoce l'avena, scoperto per 2 minuti o fino a quando è denso. Togliere dal fuoco e mescolare con il sostituto dello zucchero, il sale e la cannella.
2. In una ciotola di medie dimensioni, incorporare tutti gli ingredienti della crema fino a quando sono ben amalgamati. Distribuire la farina d'avena cotta in 4 porzioni uguali e versarvi sopra la crema dolce. Aggiungere i frutti di bosco e servire.

Nutrizione (per 100g):

- Calorie: 150
- Grasso: 5g
- Carboidrati: 30g
- Proteine: 5g
- Sodio: 807mg

Crepe al cioccolato e alle fragole

Tempo di preparazione: 5 minuti
Tempo di cottura: 10 minuti
Porzioni: 4
Livello di difficoltà: Facile
Ingredienti:

- 1 tazza di farina di grano tenero
- 2/3 di tazza di latte a basso contenuto di grassi (1%)
- 2 albumi d'uovo
- 1 uovo
- 3 cucchiai di zucchero
- 3 cucchiai di cacao non zuccherato in polvere
- 1 cucchiaio di burro fuso raffreddato

- 1/2 cucchiaino di sale
- 2 cucchiaini di olio di canola
- 3 cucchiai di crema di frutta alla fragola
- 3 1/2 tazze di fragole fresche o congelate scongelate a fette
- 1/2 tazza di topping congelato scongelato senza grassi
- Foglie di menta fresca (se volete)

Indicazioni:

1. Incorporare i primi otto ingredienti in una ciotola di grandi dimensioni fino a quando sono lisci e completamente mescolati.
2. Spennellare ¼ di cucchiaio di olio su una padella antiaderente di piccole dimensioni a fuoco medio. Versare ¼ di tazza di pastella al centro e roteare per ricoprire la padella di pastella.
3. Cuocere per un minuto o fino a quando la crêpe diventa opaca e i bordi si asciugano. Capovolgere sull'altro lato e cuocere per un altro mezzo minuto. Ripetere il processo con il restante impasto e l'olio.
4. Mettere ¼ di tazza di fragole scongelate al centro della crêpe e arrotolare per coprire il ripieno. Coprire con 2 cucchiai di panna montata e guarnire con la menta prima di servire.

Nutrizione (per 100g):

- Calorie: 334
- Grasso: 5g
- Carboidrati: 58g
- Proteine: 10g
- Sodio: 678mg

Ricette per il pranzo

Kushari

Tempo di preparazione: 25 minuti
Tempo di cottura: 1 ora e 20 minuti
Porzioni: 8
Livello di difficoltà: Difficile
Ingredienti:
Per la salsa:

- 2 cucchiai di olio d'oliva
- 2 spicchi d'aglio, tritati
- 1 lattina da 16 once di salsa di pomodoro
- ¼ di tazza di aceto bianco
- ¼ di tazza di Harissa, o acquistata in negozio
- 1/8 di cucchiaino di sale

Per il riso:
- 1 tazza di olio d'oliva
- 2 cipolle, tagliate sottili
- 2 tazze di lenticchie marroni secche
- 4 quarti più ½ tazza d'acqua, divisa
- 2 tazze di riso a grana corta
- 1 cucchiaino di sale
- 1 libbra di pasta corta di gomito
- 1 (15-ounce) lattina di ceci, scolata e sciacquata

Indicazioni:
Per fare la salsa:

1. In una casseruola, cuocere l'olio d'oliva. Soffriggere l'aglio. Aggiungere la salsa di pomodoro, l'aceto, l'harissa e il sale. Portare la salsa a ebollizione. Abbassare il fuoco al minimo e cuocere per 20 minuti o fino a quando la salsa si è addensata. Togliere e mettere da parte.

Per fare il riso

1. Preparare il piatto con carta assorbente e mettere da parte. In una grande padella a fuoco medio, scaldare l'olio d'oliva. Soffriggere le cipolle, mescolando spesso, fino a quando sono croccanti e dorate. Trasferire le cipolle sul piatto preparato e metterle da parte. Riservare 2 cucchiai dell'olio di cottura. Riservare la padella.
2. A fuoco alto, combinare le lenticchie e 4 tazze di acqua in una pentola. Lasciare bollire e cuocere per 20 minuti. Scolare e mescolare con i 2 cucchiai di olio di cottura riservati. Mettere da parte. Riservare la pentola.
3. Mettere la padella che avete usato per friggere le cipolle a fuoco medio-alto e aggiungere il riso, 4 tazze e mezzo di acqua e il sale. Portare a ebollizione. Impostare il fuoco al minimo e cuocere per 20 minuti. Spegnere e mettere da parte per 10 minuti. Portare a ebollizione le 8 tazze d'acqua rimanenti, salate, a fuoco alto nella stessa pentola usata per cuocere le lenticchie. Buttare la pasta e cuocere per 6 minuti o secondo le istruzioni della confezione. Scolare e mettere da parte.

Per assemblare:

1. Versare il riso su un piatto da portata. Ricopritelo con le lenticchie, i ceci e la pasta. Irrorare con la salsa di pomodoro calda e cospargere con le cipolle fritte croccanti.

Nutrizione (per 100g):

- Calorie668
- Grasso 13g
- Carboidrati 113g
- Proteine 18g
- Sodio 481mg

Bulgur con pomodori e ceci

Tempo di preparazione: 10 minuti
Tempo di cottura: 35 minuti
Porzioni: 6

Livello di difficoltà: Media
Ingredienti:

- ½ tazza di olio d'oliva
- 1 cipolla, tritata
- 6 pomodori, tagliati a dadini, o 1 (16-ounce) può pomodori a dadini
- 2 cucchiai di concentrato di pomodoro
- 2 tazze di acqua
- 1 cucchiaio di Harissa, o comprato in negozio
- 1/8 di cucchiaino di sale
- 2 tazze di bulgur grossolano
- 1 (15-ounce) lattina di ceci, scolata e sciacquata

Indicazioni:

1. In una pentola dal fondo pesante a fuoco medio, scaldare l'olio d'oliva. Soffriggere la cipolla, poi aggiungere i pomodori con il loro succo e cuocere per 5 minuti.
2. Aggiungere il concentrato di pomodoro, l'acqua, l'harissa e il sale. Portare a ebollizione.
3. Mescolare il bulgur e i ceci. Riportare il composto a ebollizione. Diminuire il calore al minimo e cuocere per 15 minuti. Lasciare riposare per 15 minuti prima di servire.

Nutrizione (per 100g):

- Calorie 413
- Grasso 19g
- Carboidrati 55g
- Proteine 14g
- Sodio 728mg

Maccheroni allo sgombro

Tempo di preparazione: 10 minuti
Tempo di cottura: 15 minuti

Porzioni: 4
Livello di difficoltà: Facile
Ingredienti:

- 12 once di Maccheroni
- 1 spicchio d'aglio
- 14 once di salsa di pomodoro
- 1 rametto di prezzemolo tritato
- 2 Peperoncini freschi
- 1 cucchiaino di sale
- 7 once di sgombro in olio
- 3 cucchiai di olio extravergine d'oliva

Indicazioni:

1. Iniziate mettendo l'acqua a bollire in una pentola. Mentre l'acqua si riscalda, prendete una padella, versate un po' d'olio e un po' d'aglio e fate cuocere a fuoco basso. Una volta che l'aglio è cotto, tiratelo fuori dalla padella.
2. Tagliare il peperoncino, rimuovere i semi interni e tagliarlo a strisce sottili.
3. Aggiungere l'acqua di cottura e il peperoncino nella stessa padella di prima. Poi, prendere lo sgombro, e dopo aver scolato l'olio e averlo separato con una forchetta, metterlo nella padella con gli altri ingredienti. Soffriggerlo leggermente aggiungendo un po' di acqua di cottura.
4. Quando tutti gli ingredienti sono ben incorporati, aggiungere la passata di pomodoro alla padella. Mescolare bene per uniformare tutti gli ingredienti e cuocere a fuoco basso per circa 3 minuti.

Passiamo alla pasta:

1. Quando l'acqua inizia a bollire, aggiungere il sale e la pasta. Scolate i maccheroni quando sono leggermente al dente e aggiungeteli al sugo che avete preparato.
2. Soffriggere per qualche istante nella salsa e dopo aver assaggiato, condire con sale e pepe secondo i propri gusti.

Nutrizione (per 100g):

- Calorie 510
- Grasso 15.4g
- Carboidrati 70g
- Proteina 22.9g
- Sodio 730mg

Maccheroni con pomodori ciliegia e acciughe

Tempo di preparazione: 10 minuti
Tempo di cottura: 15 minuti
Porzioni: 4
Livello di difficoltà: Facile
Ingredienti:

- 14 once di pasta Maccheroni
- 6 Acciughe salate
- 4 once di pomodori ciliegia
- 1 spicchio d'aglio
- 3 cucchiai di olio extravergine d'oliva
- Peperoncino fresco a piacere
- 3 foglie di basilico
- Sale a piacere

Indicazioni:

1. Iniziare a scaldare l'acqua in una pentola e aggiungere il sale quando bolle. Nel frattempo, preparate la salsa: prendete i pomodori dopo averli lavati e tagliateli in 4 pezzi.
2. Ora, prendete una padella antiaderente, spruzzate un po' d'olio e buttateci dentro uno spicchio d'aglio. Una volta cotto, toglietelo dalla padella. Aggiungere le acciughe pulite nella padella, facendole sciogliere nell'olio.
3. Quando le acciughe sono ben sciolte, aggiungete i pezzi di pomodoro tagliati e alzate la fiamma fino a quando cominciano ad ammorbidirsi (attenzione a non farli diventare troppo morbidi).

4. Aggiungere i peperoncini senza semi, tagliati in piccoli pezzi, e condire.

5. Trasferire la pasta nella pentola di acqua bollente, scolarla al dente e lasciarla saltare nella pentola per qualche istante.

Nutrizione (per 100g):

- Calorie 476
- Grasso 11g
- Carboidrati 81.4g
- Proteina 12.9g
- Sodio 763mg

Risotto al limone e gamberetti

Tempo di preparazione: 10 minuti
Tempo di cottura: 30 minuti
Porzioni: 4
Livello di difficoltà: Facile
Ingredienti:

- 1 limone
- 14 once di gamberi sgusciati
- 1 ¾ di tazza di riso per risotti
- 1 cipolla bianca
- 33 fl. oz. (1 litro) di brodo vegetale (anche meno va bene)
- 2 cucchiai e mezzo di burro
- ½ bicchiere di vino bianco
- Sale a piacere
- Pepe nero a piacere
- Erba cipollina a piacere

Indicazioni:

1. Iniziare facendo bollire i gamberi in acqua salata per 3-4 minuti, scolarli e metterli da parte.

2. Sbucciare e tritare finemente una cipolla, soffriggerla con burro fuso e, una volta che il burro si è asciugato, tostare il riso nella padella per qualche minuto.

3. Deglassare il riso con mezzo bicchiere di vino bianco, poi aggiungere il succo di 1 limone. Mescolare e terminare la cottura del riso continuando ad aggiungere un cucchiaio di brodo vegetale secondo necessità.
4. Mescolate bene e qualche minuto prima della fine della cottura, aggiungete i gamberi precedentemente cotti (tenendone da parte qualcuno per guarnire) e un po' di pepe nero.
5. Una volta spento il fuoco, aggiungere una noce di burro e mescolare. Il risotto è pronto per essere servito. Decorare con i gamberi rimasti e cospargere con un po' di erba cipollina.

Nutrizione (per 100g):

- Calorie 510
- Grasso 10g
- Carboidrati 82.4g
- Proteina 20.6g
1. Sodio 875mg

Spaghetti alle vongole

Tempo di preparazione: 10 minuti
Tempo di cottura: 40 minuti
Porzioni: 4
Livello di difficoltà: Facile
Ingredienti:

- 11,5 once di spaghetti
- 2 libbre di vongole
- 7 once di salsa di pomodoro, o polpa di pomodoro, per la versione rossa di questo piatto
- 2 spicchi d'aglio
- 4 cucchiai di olio extravergine d'oliva
- 1 bicchiere di vino bianco secco
- 1 cucchiaio di prezzemolo tritato finemente
- 1 peperoncino

Indicazioni:

1. Iniziare lavando le vongole: non "spurgare" mai le vongole - devono essere aperte solo attraverso l'uso del calore; altrimenti, il loro prezioso liquido interno si perde insieme alla sabbia. Lavare rapidamente le vongole con un colino posto in un'insalatiera: questo filtrerà la sabbia sui gusci.
2. Poi mettere immediatamente le vongole scolate in una casseruola con un coperchio a fuoco alto. Giratele di tanto in tanto, e quando sono quasi tutte aperte, toglietele dal fuoco. Le vongole che rimangono chiuse sono morte e devono essere eliminate. Togliere i molluschi da quelli aperti, lasciandone alcuni interi per decorare i piatti. Filtrare il liquido rimasto sul fondo della pentola e metterlo da parte.
3. Prendete una padella grande e versateci un po' d'olio. Scaldare un peperone intero e uno o due spicchi d'aglio schiacciati a fuoco molto basso fino a quando gli spicchi diventano giallastri. Aggiungere le vongole e condire con vino bianco secco.
4. Ora, aggiungete il liquido delle vongole filtrato in precedenza e del prezzemolo tritato finemente.
5. Scolare e gettare immediatamente gli spaghetti al dente nella padella dopo averli cotti in abbondante acqua salata. Mescolate bene fino a che gli spaghetti assorbano tutto il liquido delle vongole. Se non avete usato il peperoncino, completate con una leggera spolverata di pepe bianco o nero.

Nutrizione (per 100g):

- Calorie 167
- Grasso 8g
- Carboidrati 8.63g
- Proteine 5g
- Sodio 720mg

Zuppa di pesce greca

Tempo di preparazione: 10 minuti
Tempo di cottura: 60 minuti
Porzioni: 4
Livello di difficoltà: Facile
Ingredienti:

- Nasello o altro pesce bianco
- 4 Patate
- 4 Cipolline
- 2 carote
- 2 gambi di sedano
- 2 Pomodori
- 4 cucchiai di olio extravergine d'oliva
- 2 uova
- 1 limone
- 1 tazza di riso
- Sale a piacere

Indicazioni:

1. Scegliere un pesce che non superi i 2,2 libbre di peso, rimuovere le squame, le branchie e gli intestini e lavarlo bene. Salarlo e metterlo da parte.
2. Lavate le patate, le carote e le cipolle e mettetele nella casseruola intere con abbastanza acqua per bagnarle e poi portate a ebollizione.
3. Aggiungere il sedano ancora legato a mazzetti, affinché non si disperda durante la cottura; tagliare i pomodori in quattro parti e aggiungere anche questi, insieme a olio e sale.
4. Quando le verdure sono quasi cotte, aggiungere altra acqua e il pesce. Far bollire per 20 minuti, poi toglierlo dal brodo insieme alle verdure.
5. Mettere il pesce in un piatto da portata adornandolo con le verdure e scolare il brodo. Rimettere il brodo sul fuoco, diluendolo con un po' d'acqua. Quando bolle, mettere il riso e salare. Quando il riso è cotto, togliere la casseruola dal fuoco.

1. Sbattere bene le uova e aggiungere lentamente il succo di limone. Mettere un po' di brodo in un mestolo e versarlo lentamente nelle uova, mescolando costantemente.
2. Infine, aggiungere la salsa ottenuta alla zuppa e mescolare bene.

Nutrizione (per 100g):

- Calorie 263
- Grasso 17.1g
- Carboidrati 18.6g
- Proteine 9g
- Sodio 823mg

Riso venere con gamberetti

Tempo di preparazione: 10 minuti
Tempo di cottura: 55 minuti
Porzioni: 3
Livello di difficoltà: Facile
Ingredienti:

- 1 ½ tazze di riso nero Venere (meglio se parboiled)
- 5 cucchiaini di olio extravergine d'oliva
- 10,5 once di gamberetti
- 10,5 once di zucchine
- 1 limone (succo e scorza)
- Sale da cucina a piacere
- Pepe nero a piacere
- 1 spicchio d'aglio
- Tabasco a piacere

Indicazioni:
Cominciamo con il riso:

1. Dopo aver riempito una pentola con abbondante acqua e averla portata a ebollizione, versare il riso, aggiungere il sale e cuocere

per il tempo necessario (controllare le istruzioni di cottura della confezione).
2. Nel frattempo, grattugiare le zucchine con una grattugia a fori larghi. In una padella, scaldare l'olio d'oliva con lo spicchio d'aglio sbucciato, aggiungere le zucchine grattugiate, sale e pepe, cuocere per 5 minuti; togliere lo spicchio d'aglio e mettere le verdure da parte.

Ora pulite i gamberi:

1. Togliere il guscio, tagliare la coda, dividerli a metà nel senso della lunghezza e togliere l'intestino (il filo scuro nella schiena).
   Mettete i gamberi puliti in una ciotola e conditeli con olio d'oliva; date un po' di sapore in più aggiungendo scorza di limone, sale e pepe e aggiungendo qualche goccia di Tabasco se volete.
2. Scaldare i gamberi in una padella calda per un paio di minuti. Una volta cotti, mettere da parte.
3. Una volta che il riso Venere è pronto, scolatelo in una ciotola, aggiungete il mix di zucchine e mescolate.

Nutrizione (per 100g):

- Calorie 293
- Grasso 5g
- Carboidrati 52g
- Proteine 10g
- Sodio 655mg

Pennette con salmone e vodka

Tempo di preparazione: 10 minuti
Tempo di cottura: 18 minuti
Porzioni: 4
Livello di difficoltà: Facile
Ingredienti:
- 14 once di Pennette Rigate
- 7 once di salmone affumicato
- 1,2 once di scalogno

- 1.35 fl. oz. (40ml) di Vodka
- 5 once di pomodori ciliegia
- 7 oz. di panna liquida fresca (consiglio quella vegetale per un piatto più leggero)
- Erba cipollina a piacere
- 3 cucchiai di olio extravergine d'oliva
- Sale a piacere
- Pepe nero a piacere
- Basilico a piacere (per guarnire)

Indicazioni:

1. Lavare e tagliare i pomodori e l'erba cipollina. Dopo aver sbucciato lo scalogno, tritarlo con un coltello, metterlo in una casseruola e lasciarlo marinare in olio extravergine di oliva per qualche istante.
2. Nel frattempo, tagliate il salmone a strisce e soffriggetelo insieme all'olio e allo scalogno.
3. Frullare il tutto con la vodka, facendo attenzione perché potrebbe esserci una fiammata (se si dovesse alzare una fiamma, non preoccupatevi, si abbasserà non appena l'alcol sarà evaporato completamente). Aggiungete i pomodori tritati e aggiungete un pizzico di sale e, se vi piace, del pepe. Infine, aggiungere la panna e l'erba cipollina tritata.
4. Mentre la salsa continua a cuocere, preparate la pasta. Una volta che l'acqua bolle, versare le Pennette e lasciarle cuocere al dente.
5. Scolate la pasta e versate le Pennette nel sugo, lasciandole cuocere per qualche istante in modo che assorbano tutto il sapore. Se vi piace, guarnite con una foglia di basilico.

Nutrizione (per 100g):

- Caloric 620
- Grasso 21.9g
- Carboidrati81.7g
- Proteina 24g
- Sodio 326mg

Carbonara di frutti di mare

Tempo di preparazione: 15 minuti
Tempo di cottura: 50 minuti
Porzioni: 3
Livello di difficoltà: Facile
Ingredienti:

- 11,5 once di spaghetti
- 3,5 once di tonno
- 3,5 once di pesce spada
- 3,5 once di salmone
- 6 tuorli
- 4 cucchiai di parmigiano (Parmigiano Reggiano)
- 2 fl. oz. (60ml) di vino bianco
- 1 spicchio d'aglio
- Olio extravergine d'oliva a piacere
- Sale da cucina a piacere
- Pepe nero a piacere

Indicazioni:

1. Preparare l'acqua bollente in una pentola e aggiungere un po' di sale.
2. Nel frattempo, versare 6 tuorli d'uovo in una ciotola e aggiungere il parmigiano grattugiato, il pepe e il sale. Sbattere con una frusta e diluire con un po' di acqua di cottura della pentola.
3. Togliere le lische dal salmone, le squame dal pesce spada e procedere a tagliare a dadini il tonno, il salmone e il pesce spada.
4. Una volta che bolle, buttare la pasta e cuocerla leggermente al dente.
5. Nel frattempo, scaldare un po' d'olio in una padella grande, aggiungere lo spicchio d'aglio sbucciato intero. Una volta che l'olio è caldo, aggiungere i cubetti di pesce e farli saltare a fuoco vivo per circa 1 minuto. Togliere l'aglio e aggiungere il vino bianco.
6. Una volta che l'alcool evapora, togliere i cubetti di pesce e abbassare il fuoco. Non appena gli spaghetti sono pronti, aggiungerli alla padella e farli saltare per circa un minuto,

mescolando costantemente e aggiungendo l'acqua di cottura, se necessario.

7. Versare la miscela di tuorli d'uovo e i cubetti di pesce. Mescolare bene. Servire.

Nutrizione (per 100g):

- Calorie 375
- Grasso 17g
- Carboidrati 41.40g
- Proteine 14g
- Sodio 755 mg

Garganelli con pesto di zucchine e gamberetti

Tempo di preparazione: 10 minuti
Tempo di cottura: 30 minuti
Porzioni: 4
Livello di difficoltà: Media
Ingredienti:

- 14 once di Garganelli all'uovo
- Per il pesto di zucchine:
- 7oz. Zucchini
- 1 tazza di pinoli
- 8 cucchiai di basilico
- 1 cucchiaino di sale da cucina
- 9 cucchiai di olio extravergine d'oliva
- 2 cucchiai di parmigiano da grattugiare
- 1oz. di Pecorino da grattugiare
- Per i gamberi saltati:
- 8.8oz. gamberetti
- 1 spicchio d'aglio
- 7 cucchiaini di olio extravergine d'oliva
- Pizzico di sale

Indicazioni:

Iniziare preparando il pesto:

1. Dopo aver lavato le zucchine, grattugiatele, mettetele in un colino (per fargli perdere un po' di liquido in eccesso) e salatele leggermente. Mettere i pinoli, le zucchine e le foglie di basilico nel frullatore. Aggiungere il parmigiano grattugiato, il pecorino e l'olio extravergine d'oliva.
2. Frullare il tutto fino a quando il composto è cremoso, mescolare con un pizzico di sale e mettere da parte.

Passa ai gamberi:

1. Prima di tutto, estrarre l'intestino tagliando il dorso del gambero con un coltello per tutta la sua lunghezza e, con la punta del coltello, rimuovere il filo nero all'interno.
2. Cuocere lo spicchio d'aglio in una padella antiaderente con olio extravergine d'oliva. Quando è rosolato, togliere l'aglio e aggiungere i gamberi. Saltateli per circa 5 minuti a fuoco medio fino a quando vedrete formarsi una crosticina croccante all'esterno.
3. Poi, fate bollire una pentola d'acqua salata e cuocete i garganelli. Mettere da parte un paio di cucchiai di acqua di cottura e scolare la pasta al dente.
4. Mettete i garganelli nella padella dove avete cotto i gamberi. Cuocere insieme per un minuto, aggiungere un cucchiaio di acqua di cottura e, infine, aggiungere il pesto di zucchine.
5. Mescolare bene il tutto per unire la pasta alla salsa.

Nutrizione (per 100g):

- Calorie 776
- Grasso 46g
- Carboidrati 68g
- Proteina 22.5g
- Sodio 835mg

Risotto al salmone

Tempo di preparazione: 10 minuti
Tempo di cottura: 30 minuti
Porzioni: 4
Livello di difficoltà: Media
Ingredienti:

- 1 ¾ di tazza (12,3 once) di riso
- 8,8 once di bistecche di salmone
- 1 porro
- Olio extravergine d'oliva a piacere
- 1 spicchio d'aglio
- ½ bicchiere di vino bianco
- 3 cucchiai e mezzo di Grana Padano grattugiato
- sale a piacere
- Pepe nero a piacere
- 17 fl. oz. (500ml) di brodo di pesce
- 1 tazza di burro

Indicazioni:

1. Iniziare pulendo il salmone e tagliandolo in piccoli pezzi. Cuocere 1 cucchiaio d'olio in una padella con uno spicchio d'aglio intero e rosolare il salmone per 2/3 minuti, aggiungere il sale e mettere da parte il salmone, eliminando l'aglio.

Ora, iniziate a preparare il risotto:

1. Tagliare il porro in pezzi molto piccoli e lasciarlo cuocere in una padella a fuoco basso con due cucchiai di olio. Aggiungere il riso e cuocerlo per qualche secondo a fuoco medio-alto, mescolando con un cucchiaio di legno.
2. Aggiungere il vino bianco, continuare la cottura, mescolare di tanto in tanto, cercare di non far attaccare il riso alla padella, e aggiungere gradualmente il brodo (vegetale o di pesce).
3. A meta cottura, aggiungere il salmone, il burro e un pizzico di sale se necessario. Quando il riso è ben cotto, toglierlo dal fuoco. Unire un paio di cucchiai di Grana Padano grattugiato e servire.

Nutrizione (per 100g):

- Calorie 521
- Grasso 13g
- Carboidrati 82g
- Proteine 19g
- Sodio 839mg

Riso con vermicelli

Tempo di preparazione: 5 minuti
Tempo di cottura: 45 minuti
Porzioni: 6
Livello di difficoltà: Facile
Ingredienti:

- 2 tazze di riso a grana corta
- 3½ tazze di acqua, più altre per sciacquare e mettere in ammollo il riso
- ¼ di tazza di olio d'oliva
- 1 tazza di vermicelli rotti
- Sale

Indicazioni:

1. Mettere il riso in ammollo sotto l'acqua fredda fino a quando l'acqua non diventa trasparente. Mettere il riso in una ciotola, coprirlo d'acqua e lasciarlo in ammollo per 10 minuti. Scolare e mettere da parte. Cuocere l'olio d'oliva in una pentola media a fuoco medio.
2. Mescolare i vermicelli e cuocere per 2 o 3 minuti, mescolando continuamente, fino a doratura.
3. Mettere il riso e cuocere per 1 minuto, mescolando, in modo che il riso sia ben ricoperto dall'olio. Aggiungere l'acqua e un pizzico di sale e portare il liquido a ebollizione. Regolare la fiamma e cuocere a fuoco lento per 20 minuti. Togliere dal fuoco e lasciare riposare per 10 minuti. Mescolare con una forchetta e servire.

Nutrizione (per 100g):

- Calorie 346
- Grasso totale 9g
- Carboidrati 60g
- Proteina 2g
- Sodio 0.9mg

Fave e riso

Tempo di preparazione: 10 minuti
Tempo di cottura: 35 minuti
Porzioni: 4
Livello di difficoltà: Facile
Ingredienti:

- ¼ di tazza di olio d'oliva
- 4 tazze di fave fresche, sgusciate
- 4½ tazze di acqua, più altre per spruzzare
- 2 tazze di riso basmati
- 1/8 di cucchiaino di sale
- 1/8 di cucchiaino di pepe nero appena macinato
- 2 cucchiai di pinoli tostati
- ½ tazza di erba cipollina fresca tritata o erba cipollina fresca

Indicazioni:

1. Riempire la casseruola con olio d'oliva e cuocere a fuoco medio. Aggiungere le fave e irrorarle con un po' d'acqua per evitare che si brucino o si attacchino. Cuocere per 10 minuti.
2. Mescolare delicatamente il riso. Aggiungere l'acqua, il sale e il pepe. Impostare il fuoco e far bollire il composto. Regolate il fuoco e lasciate cuocere a fuoco lento per 15 minuti.
3. Togliete dal fuoco e lasciate riposare per 10 minuti prima di servire. Distribuire su un piatto da portata e cospargere con i pinoli tostati e l'erba cipollina.

Nutrizione (per 100g):

- Calorie 587
- Grasso totale 17g
- Carboidrati 97g
- Proteina 2g
- Sodio 0.6mg

Fave al burro

Tempo di preparazione: 30 minuti
Tempo di cottura: 15 minuti
Porzioni: 4
Livello di difficoltà: Facile
Ingredienti:
- ½ tazza di brodo vegetale
- 4 libbre di fave, sgusciate
- ¼ di tazza di dragoncello fresco, diviso
- 1 cucchiaino di timo fresco tritato
- ¼ di cucchiaino di pepe nero appena macinato
- 1/8 di cucchiaino di sale
- 2 cucchiai di burro
- 1 spicchio d'aglio, tritato
- 2 cucchiai di prezzemolo fresco tritato

Indicazioni:

1. Far bollire il brodo vegetale in una pentola poco profonda a fuoco medio. Aggiungere le fave, 2 cucchiai di dragoncello, timo, pepe e sale. Cuocere fino a quando il brodo è quasi assorbito e le fave sono tenere.
2. Aggiungere il burro, l'aglio e i restanti 2 cucchiai di dragoncello. Cuocere per 2 o 3 minuti. Cospargere con il prezzemolo e servire caldo.

Nutrizione (per 100g):

- Calorie 458

- Grasso 9g
- Carboidrati 81g
- Proteina 37g
- Sodio 691mg

Freekeh

Tempo di preparazione: 10 minuti
Tempo di cottura: 40 minuti
Porzioni: 4
Livello di difficoltà: Facile
Ingredienti:
- 4 cucchiai di Ghee
- 1 cipolla, tritata
- 3 tazze e mezzo di brodo vegetale
- 1 cucchiaino di pimento macinato
- 2 tazze di freekeh
- 2 cucchiai di pinoli tostati

Indicazioni:

1. Sciogliere il ghee in una casseruola dal fondo pesante a fuoco medio. Aggiungere la cipolla e cuocere per circa 5 minuti, mescolando costantemente, finché la cipolla è dorata.
2. Versare il brodo vegetale, aggiungere il pimento e portare a ebollizione. Mescolare il freekeh e riportare il composto a ebollizione. Regolare il calore e cuocere a fuoco lento per 30 minuti; mescolare di tanto in tanto.
3. Versare il freekeh in un piatto da portata e coprirlo con i pinoli tostati.

Nutrizione (per 100g):

- Calorie 459
- Grasso 18g
- Carboidrati 64g
- Proteine 10g
- Sodio 692mg

Palline di riso fritto con salsa di pomodoro

Tempo di preparazione: 15 minuti
Tempo di cottura: 20 minuti
Porzioni: 8
Livello di difficoltà: Difficile
Ingredienti:

- 1 tazza di pangrattato
- 2 tazze di risotto cotto
- 2 uova grandi, divise
- ¼ di tazza di parmigiano grattugiato fresco
- 8 palline di mozzarella fresca, o 1 tronco di mozzarella fresca (4 pollici), tagliato in 8 pezzi
- 2 cucchiai di acqua
- 1 tazza di olio di mais
- 1 tazza di salsa base di pomodoro e basilico, o acquistata in negozio

Indicazioni:

1. Mettere il pangrattato in una piccola ciotola e metterlo da parte. In una ciotola media, mescolate insieme il risotto, 1 uovo e il parmigiano fino ad ottenere un buon risultato. Dividere il composto di risotto in 8 pezzi. Disponeteli su una superficie di lavoro pulita e appiattite ogni pezzo.

2. Mettere 1 pallina di mozzarella su ogni disco di riso appiattito. Chiudere il riso intorno alla mozzarella per formare una palla. Ripetere fino a finire tutte le palline. Nella stessa ciotola media, ora vuota, sbattere l'uovo rimanente e l'acqua. Immergere ogni pallina di risotto preparata nel lavaggio dell'uovo e rotolarla nel pangrattato. Mettere da parte.

3. Cuocere l'olio di mais in una padella a fuoco alto. Abbassare delicatamente le palline di risotto nell'olio caldo e friggere per 5-8 minuti fino a doratura. Mescolare, se necessario, per assicurarsi che tutta la superficie sia fritta. Usando un cucchiaio forato, mettere le palline fritte su carta assorbente per scolarle.

4. Scaldare la salsa di pomodoro in una casseruola media a fuoco medio per 5 minuti, mescolare di tanto in tanto, e servire la salsa calda accanto alle palle di riso.

Nutrizione (per 100g):

- Calorie 255
- Grasso 15g
- Carboidrati 16g
- Protcina 2g
- Sodio 669mg

Riso alla spagnola

Tempo di preparazione: 10 minuti
Tempo di cottura: 35 minuti
Porzioni: 4
Livello di difficoltà: Media
Ingredienti:

- ¼ di tazza di olio d'oliva
- 1 cipolla piccola, tritata finemente
- 1 peperone rosso, con semi e tagliato a dadini
- 1½ tazze di riso bianco
- 1 cucchiaino di paprika dolce
- ½ cucchiaino di cumino macinato
- ½ cucchiaino di coriandolo macinato
- 1 spicchio d'aglio, tritato
- 3 cucchiai di concentrato di pomodoro
- 3 tazze di brodo vegetale
- 1/8 di cucchiaino di sale

Indicazioni:

1   Cuocere l'olio d'oliva in una grande padella dal fondo pesante a fuoco medio. Mescolare la cipolla e il peperone rosso. Cuocere per 5 minuti o fino a quando si ammorbidiscono. Aggiungere il riso, la paprika, il cumino e il coriandolo e cuocere per 2 minuti, mescolando spesso.

2. Aggiungere l'aglio, il concentrato di pomodoro, il brodo vegetale e il sale. Mescolare bene e condire, se necessario. Portare il composto a ebollizione. Abbassare il fuoco e cuocere a fuoco lento per 20 minuti.
3. Mettere da parte per 5 minuti prima di servire.

Nutrizione (per 100g):

- Calorie 414
- Grasso 14g
- Carboidrati 63g
- Proteina 2g
- Sodio 664mg

Zucchine con riso e tzatziki

Tempo di preparazione: 20 minuti
Tempo di cottura: 35 minuti
Porzioni: 4
Livello di difficoltà: Media
Ingredienti:
- ¼ di tazza di olio d'oliva
- 1 cipolla tritata
- 3 zucchine, tagliate a dadini
- 1 tazza di brodo vegetale
- ½ tazza di aneto fresco tritato
- Sale
- Pepe nero appena macinato
- 1 tazza di riso a grana corta
- 2 cucchiai di pinoli
- 1 tazza di salsa Tzatziki, yogurt semplice o comprato in negozio

Indicazioni:

1. Cuocere l'olio in una pentola dal fondo pesante a fuoco medio. Aggiungere la cipolla, abbassare il fuoco a medio-basso e soffriggere per 5 minuti. Unire le zucchine e cuocere per altri 2 minuti.

2. Aggiungere il brodo vegetale, l'aneto e condire con sale e pepe. Alzare il fuoco a medio e portare il composto a ebollizione.
3. Mescolare il riso e rimettere il composto a bollire. Impostare il fuoco su molto basso, coprire la pentola e cuocere per 15 minuti. Togliere dal fuoco e mettere da parte per 10 minuti. Mettere il riso su un piatto da portata, cospargere con i pinoli e servire con la salsa tzatziki.

Nutrizione (per 100g):

- Calorie 414
- Grasso 17g
- Carboidrati 57g
- Proteine 5g
- Sodio 591mg

Fagioli cannellini con rosmarino e aglio

Tempo di preparazione: 10 minuti
Tempo di cottura: 10 minuti
Porzioni: 4
Livello di difficoltà: Facile
Ingredienti:
- 4 tazze di fagioli cannellini cotti
- 4 tazze di acqua
- ½ cucchiaino di sale
- 3 cucchiai di olio d'oliva
- 2 cucchiai di rosmarino fresco tritato
- ½ tazza di Aioli all'aglio
- ¼ di cucchiaino di pepe nero appena macinato

Indicazioni:

1. Mescolare i fagioli cannellini, l'acqua e il sale in una casseruola media a fuoco medio. Portare a ebollizione. Cuocere per 5 minuti. Scolare. Cuocere l'olio d'oliva in una padella a fuoco medio.

2. Aggiungere i fagioli. Aggiungere il rosmarino e l'aioli. Regolare il calore a medio-basso e cuocere, mescolando, solo per riscaldare. Condire con il pepe e servire.

Nutrizione (per 100g):

- Calorie 545
- Grasso 36g
- Carboidrati 42g
- Proteine 14g
- Sodio 608mg

Riso gioiello

Tempo di preparazione: 15 minuti
Tempo di cottura: 30 minuti
Porzioni: 6
Livello di difficoltà: Difficile
Ingredienti:

- ½ tazza di olio d'oliva, diviso
- 1 cipolla, tritata finemente
- 1 spicchio d'aglio, tritato
- ½ cucchiaino di zenzero fresco pelato tritato
- 4 tazze e mezzo di acqua
- 1 cucchiaino di sale, diviso, più altro se necessario
- 1 cucchiaino di curcuma macinata
- 2 tazze di riso basmati
- 1 tazza di piselli dolci freschi
- 2 carote, pelate e tagliate a dadi da ½ pollice
- ½ tazza di mirtilli rossi secchi
- Scorza grattugiata di 1 arancia
- 1/8 di cucchiaino di pepe di Caienna
- ¼ di tazza di mandorle scheggiate, tostate

Indicazioni:

1. Scaldare ¼ di tazza di olio d'oliva in una grande padella. Mettere la cipolla e cuocere per 4 minuti. Soffriggere l'aglio e lo zenzero.
2. Aggiungere l'acqua, ¾ di cucchiaino di sale e la curcuma. Portare il composto a ebollizione. Mettere il riso e riportare il composto a ebollizione. Assaggiare il brodo e condire con altro sale, se necessario. Scegliere il fuoco basso e cuocere per 15 minuti. Spegnere il fuoco. Lasciate riposare il riso sul fornello, coperto, per 10 minuti.
3. Nel frattempo, in una padella media o padella a fuoco medio-basso, scaldare il restante ¼ di tazza di olio d'oliva. Mescolare i piselli e le carote. Cuocere per 5 minuti.
4. Mescolare i mirtilli rossi e la scorza d'arancia. Spolverare con il sale rimanente e il cayenna. Cuocere per 1 o 2 minuti. Versare il riso su un piatto da portata. Aggiungere i piselli e le carote e cospargere di mandorle tostate.

Nutrizione (per 100g):

- Calorie 460
- Grasso 19g
- Carboidrati 65g
- Proteina 4g
- Sodio 810mg

Risotto agli asparagi

Tempo di preparazione: 15 minuti
Tempo di cottura: 30 minuti
Porzioni: 4
Livello di difficoltà: Difficile
Ingredienti:

- 5 tazze di brodo vegetale, diviso
- 3 cucchiai di burro non salato, divisi
- 1 cucchiaio di olio d'oliva
- 1 cipolla piccola, tritata
- 1½ tazze di riso Arborio

- 1 libbra di asparagi freschi, estremità spuntate, tagliati in pezzi da 1 pollice, punte separate
- ¼ di tazza di parmigiano grattugiato fresco

Indicazioni:

1. Far bollire il brodo vegetale a fuoco medio. Impostare il fuoco al minimo e far sobbollire. Mescolare 2 cucchiai di burro con olio d'oliva. Aggiungere la cipolla e cuocere per 2 o 3 minuti.
2. Mettere il riso e mescolare con un cucchiaio di legno durante la cottura per 1 minuto fino a quando i chicchi sono ben coperti di burro e olio.
3. Mescolare con ½ tazza di brodo caldo. Cuocere e continuare a mescolare fino a quando il brodo è completamente assorbito. Aggiungere i gambi di asparagi e un'altra ½ tazza di brodo. Cuocere e mescolare di tanto in tanto.
4. Continuare ad aggiungere il brodo, ½ tazza alla volta, e cuocere fino a quando è completamente assorbito al momento di aggiungere la prossima ½ tazza. Mescolare spesso per evitare che si attacchi. Il riso dovrebbe essere cotto ma ancora sodo.
5. Aggiungere le punte di asparagi, il rimanente 1 cucchiaio di burro e il parmigiano. Mescolare vigorosamente per combinare. Togliere dal fuoco, aggiungere altro parmigiano, se si desidera, e servire immediatamente.

Nutrizione (per 100g):

- Calorie 434
- Grasso 14g
- Carboidrati 67g
- Proteine 6g
- Sodio 517mg

Paella di verdure

Tempo di preparazione: 25 minuti
Tempo di cottura: 45 minuti
Porzioni: 6
Livello di difficoltà: Media

Ingredienti:

- ¼ di tazza di olio d'oliva
- 1 cipolla dolce grande
- 1 grande peperone rosso
- 1 grande peperone verde
- 3 spicchi d'aglio tritati finemente
- 1 cucchiaino di paprika affumicata
- 5 fili di zafferano
- 1 zucchina, tagliata a cubetti da ½ pollice
- 4 grandi pomodori maturi, sbucciati, privati dei semi e tritati
- 1½ tazze di riso spagnolo a chicco corto
- 3 tazze di brodo vegetale, riscaldato

Indicazioni:

1. Preriscaldare il forno a 350 °F. Cuocere l'olio d'oliva a fuoco medio. Mescolare la cipolla e i peperoni rossi e verdi e cuocere per 10 minuti.
2. Aggiungere l'aglio, la paprika, i fili di zafferano, le zucchine e i pomodori. Abbassare il fuoco a medio-basso e cuocere per 10 minuti.
3. Aggiungere il riso e il brodo vegetale. Aumentare il calore per portare la paella a ebollizione. Mettere il fuoco a medio-basso e cuocere per 15 minuti. Avvolgere la padella con un foglio di alluminio e metterla in forno.
4. Cuocere per 10 minuti o fino a quando il brodo viene assorbito.

Nutrizione (per 100g):

- Calorie 288
- Grasso 10g
- Carboidrati 46g
- Proteina 3g
- Sodio 671mg

Casseruola di melanzane e riso

Tempo di preparazione: 30 minuti

Tempo di cottura: 35 minuti
Porzioni: 4
Livello di difficoltà: Difficile
Ingredienti:
Per la salsa:

- ½ tazza di olio d'oliva
- 1 cipolla piccola, tritata
- 4 spicchi d'aglio, schiacciati
- 6 pomodori maturi, pelati e tritati
- 2 cucchiai di concentrato di pomodoro
- 1 cucchiaino di origano secco
- ¼ di cucchiaino di noce moscata macinata
- ¼ di cucchiaino di cumino macinato

Per la casseruola:

- 4 (6 pollici) melanzane giapponesi, dimezzate nel senso della lunghezza
- 2 cucchiai di olio d'oliva
- 1 tazza di riso cotto
- 2 cucchiai di pinoli tostati
- 1 tazza di acqua

Indicazioni:
Per fare la salsa:

1. Cuocere l'olio d'oliva in una casseruola dal fondo pesante a fuoco medio. Mettere la cipolla e cuocere per 5 minuti. Aggiungere l'aglio, i pomodori, il concentrato di pomodoro, l'origano, la noce moscata e il cumino. Portare a ebollizione, poi ridurre il calore e cuocere a fuoco lento per 10 minuti. Togliere e mettere da parte.

Per fare la casseruola:

1. Preriscaldare la griglia. Mentre la salsa sobbolle, irrorate le melanzane con l'olio d'oliva e mettetele su una teglia. Cuocere al forno per circa 5 minuti fino a quando sono dorate. Togliere e lasciare raffreddare. Portare il forno a 375 °F. Disporre le

melanzane raffreddate, con il lato tagliato verso l'alto, in una teglia da 9 per 13 pollici. Togliete delicatamente un po' di polpa per fare spazio al ripieno.

2. In una ciotola, combinare metà della salsa di pomodoro, il riso cotto e i pinoli. Riempire ogni metà di melanzana con il composto di riso. Nella stessa ciotola, combinare la salsa di pomodoro rimanente e l'acqua. Versare sopra le melanzane. Cuocere, coperto, per 20 minuti fino a quando le melanzane sono morbide.

Nutrizione (per 100g):

- Calorie 453
- Grasso 39g
- Carboidrati29g
- Proteina7g
- Sodio 820mg

Couscous di molte verdure

Tempo di preparazione: 15 minuti
Tempo di cottura: 45 minuti
Porzioni: 8
Livello di difficoltà: Difficile
Ingredienti:

- ¼ di tazza di olio d'oliva
- 1 cipolla, tritata
- 4 spicchi d'aglio, tritati
- 2 peperoni jalapeño, forati con una forchetta in più punti
- ½ cucchiaino di cumino macinato
- ½ cucchiaino di coriandolo macinato
- 1 (28-ounce) lattina di pomodori schiacciati
- 2 cucchiai di concentrato di pomodoro
- 1/8 di cucchiaino di sale
- 2 foglie di alloro
- 11 tazze di acqua, divise

- 4 carote
- 2 zucchine, tagliate in pezzi da 2 pollici
- 1 zucca di ghianda, dimezzata, con semi e tagliata a fette dello spessore di 1 pollice
- 1 (15-ounce) lattina di ceci, scolata e sciacquata
- ¼ di tazza di limoni conservati tritati (opzionale)
- 3 tazze di couscous

Indicazioni:

1. Cuocere l'olio d'oliva in una pentola dal fondo pesante. Mettere la cipolla e cuocere per 4 minuti. Aggiungere l'aglio, i jalapeños, il cumino e il coriandolo. Cuocere per 1 minuto. Aggiungere i pomodori, il concentrato di pomodoro, il sale, le foglie di alloro e 8 tazze di acqua. Portare il composto a ebollizione.
2. Aggiungere le carote, le zucchine e la zucca e riportare a ebollizione. Ridurre leggermente il calore, coprire e cuocere per circa 20 minuti fino a quando le verdure sono tenere ma non mollicce. Prendi 2 tazze del liquido di cottura e mettilo da parte. Condire come necessario.
3. Aggiungere i ceci e i limoni conservati (se si usa). Cuocere per qualche minuto e spegnere il fuoco.
4. In una pentola media, portare a ebollizione le 3 tazze d'acqua rimanenti a fuoco alto. Mescolare il couscous, coprire e spegnere il fuoco. Lasciare riposare il couscous per 10 minuti. Irrorare con 1 tazza del liquido di cottura riservato. Con una forchetta, sprimacciate il couscous.
5. Ammucchiatelo su un grande piatto da portata. Irrorare con il liquido di cottura rimanente. Estrarre le verdure dalla pentola e disporle sopra. Servire lo stufato rimanente in una ciotola separata.

Nutrizione (per 100g):

- Calorie 415
- Grasso 7g
- Carboidrati 75g
- Proteine 9g
- Sodio 718mg

Pennette con salmone e vodka

Tempo di preparazione: 10 minuti
Tempo di cottura: 18 minuti
Porzioni: 4
Livello di difficoltà: Facile
Ingredienti:

- 14 once di Pennette Rigate
- 7 once di salmone affumicato
- 1,2 once di scalogno
- 1.35 fl. oz. (40ml) di Vodka
- 5 once di pomodori ciliegia
- 7 oz. di panna liquida fresca (consiglio quella vegetale per un piatto più leggero)
- Erba cipollina a piacere
- 3 cucchiai di olio extravergine d'oliva
- Sale a piacere
- Pepe nero a piacere
- Basilico a piacere (per guarnire)

Indicazioni:

6. Lavare e tagliare i pomodori e l'erba cipollina. Dopo aver sbucciato lo scalogno, tritarlo con un coltello, metterlo in una casseruola e lasciarlo marinare in olio extravergine di oliva per qualche istante.
7. Nel frattempo, tagliate il salmone a strisce e soffriggetelo insieme all'olio e allo scalogno.
8. Frullare il tutto con la vodka, facendo attenzione perché ci potrebbe essere una fiammata (se si dovesse alzare una fiamma, non preoccupatevi, si abbasserà non appena l'alcol sarà evaporato completamente). Aggiungete i pomodori tritati e aggiungete un pizzico di sale e, se vi piace, del pepe. Infine, aggiungere la panna e l'erba cipollina tritata.
9. Mentre la salsa continua a cuocere, preparate la pasta. Una volta che l'acqua bolle, versare le Pennette e lasciarle cuocere al dente.

10. Scolate la pasta e versate le Pennette nel sugo, lasciandole cuocere per qualche istante in modo che assorbano tutto il sapore. Se vi piace, guarnite con una foglia di basilico.

Nutrizione (per 100g):

- Calorie 620
- Grasso 21.9g
- Carboidrati81.7g
- Proteina 24g
- Sodio 326mg

Carbonara di frutti di mare

Tempo di preparazione: 15 minuti
Tempo di cottura: 50 minuti
Porzioni: 3
Livello di difficoltà: Facile
Ingredienti:
- 11,5 once di spaghetti
- 3,5 once di tonno
- 3,5 once di pesce spada
- 3,5 once di salmone
- 6 tuorli
- 4 cucchiai di parmigiano (Parmigiano Reggiano)
- 2 fl. oz. (60ml) di vino bianco
- 1 spicchio d'aglio
- Olio extravergine d'oliva a piacere
- Sale da cucina a piacere
- Pepe nero a piacere

Indicazioni:

8. Preparare l'acqua bollente in una pentola e aggiungere un po' di sale.
9. Nel frattempo, versare 6 tuorli d'uovo in una ciotola e aggiungere il parmigiano grattugiato, il pepe e il sale. Sbattere con una frusta e diluire con un po' di acqua di cottura della pentola.

10. Togliere le lische dal salmone, le squame dal pesce spada e procedere a tagliare a dadini il tonno, il salmone e il pesce spada.
11. Una volta che bolle, buttare la pasta e cuocerla leggermente al dente.
12. Nel frattempo, scaldare un po' d'olio in una padella grande, aggiungere lo spicchio d'aglio sbucciato intero. Una volta che l'olio è caldo, aggiungere i cubetti di pesce e farli saltare a fuoco vivo per circa 1 minuto. Togliere l'aglio e aggiungere il vino bianco.
13. Una volta che l'alcool evapora, togliere i cubetti di pesce e abbassare il fuoco. Non appena gli spaghetti sono pronti, aggiungerli alla padella e farli saltare per circa un minuto, mescolando costantemente e aggiungendo l'acqua di cottura, se necessario.
14. Versare la miscela di tuorli d'uovo e i cubetti di pesce. Mescolare bene. Servire.

Nutrizione (per 100g):

- Calorie 375
- Grasso 17g
- Carboidrati 41.40g
- Proteine 14g
- Sodio 755 mg

Garganelli con pesto di zucchine e gamberetti

Tempo di preparazione: 10 minuti
Tempo di cottura: 30 minuti
Porzioni: 4
Livello di difficoltà: Media
Ingredienti:
- 14 once di Garganelli all'uovo
- Per il pesto di zucchine:
- 7oz. Zucchini
- 1 tazza di pinoli
- 8 cucchiai di basilico

- 1 cucchiaino di sale da cucina
- 9 cucchiai di olio extravergine d'oliva
- 2 cucchiai di parmigiano da grattugiare
- 1oz. di Pecorino da grattugiare
- Per i gamberi saltati:
- 8.8oz. gamberetti
- 1 spicchio d'aglio
- 7 cucchiaini di olio extravergine d'oliva
- Pizzico di sale

Indicazioni:
Iniziare preparando il pesto:

3. Dopo aver lavato le zucchine, grattugiatele, mettetele in un colino (per fargli perdere un po' di liquido in eccesso) e salatele leggermente. Mettere i pinoli, le zucchine e le foglie di basilico nel frullatore. Aggiungere il parmigiano grattugiato, il pecorino e l'olio extravergine d'oliva.
4. Frullare il tutto fino a quando il composto è cremoso, mescolare con un pizzico di sale e mettere da parte.

Passa ai gamberi:

6. Prima di tutto, estrarre l'intestino tagliando il dorso del gambero con un coltello per tutta la sua lunghezza e, con la punta del coltello, rimuovere il filo nero all'interno.
7. Cuocere lo spicchio d'aglio in una padella antiaderente con olio extravergine d'oliva. Quando è rosolato, togliere l'aglio e aggiungere i gamberi. Saltateli per circa 5 minuti a fuoco medio fino a quando vedrete formarsi una crosticina croccante all'esterno.
8. Poi, fate bollire una pentola d'acqua salata e cuocete i garganelli. Mettere da parte un paio di cucchiai di acqua di cottura e scolare la pasta al dente.
9. Mettete i garganelli nella padella dove avete cotto i gamberi. Cuocere insieme per un minuto, aggiungere un cucchiaio di acqua di cottura e, infine, aggiungere il pesto di zucchine.
10. Mescolare bene il tutto per unire la pasta alla salsa.

Nutrizione (per 100g):

- Calorie 776
- grassi 46g
- carboidrati 68g
- proteine 22.5g
- Sodio 835mg

Ricette per la cena

Peperoni ripieni

Tempo di preparazione: 10 minuti
Tempo di cottura: 25 minuti
Porzioni: 4
Ingredienti:

- 4 peperoni
- 1 ½ tazza di manzo macinato 1 zucchina grattugiata
- 1 cipolla bianca, tagliata a dadini
- ½ cucchiaino di noce moscata macinata
- 1 cucchiaio di olio d'oliva
- 1 cucchiaino di pepe nero macinato
- ½ cucchiaino di sale
- 3 once. Parmigiano, grattugiato

Indicazioni:

1. Tagliare i peperoni a metà e togliere i semi.
2. Mettere il manzo macinato nella padella.
3. Aggiungere le zucchine grattugiate, la cipolla tagliata a dadini, la noce moscata, l'olio d'oliva, il pepe nero macinato e il sale.
4. Arrostire il composto per 5 minuti.
5. Mettere le metà dei peperoni nel vassoio.
6. Riempire ogni metà di peperone con la miscela di carne macinata e coprire con il parmigiano grattugiato.
7. Coprire il vassoio con un foglio di alluminio e fissare i bordi.
8. Cuocere i peperoni ripieni per 20 minuti a 360°F.

Nutrizione:

- Calorie 241
- Grasso 14,6; Fibra 3.4
- Carboidrati 11; Proteina 18,6
- Sodio 37%

Melanzane ripiene con formaggio di capra

Tempo di preparazione: 15 minuti
Tempo di cottura: 25 minuti
Porzioni: 4
Ingredienti:

- 1 melanzana grande, tagliata
- 1 pomodoro, schiacciato
- 1 spicchio d'aglio, tagliato a dadini
- ½ cucchiaino di pepe nero macinato
- ½ cucchiaino di paprika affumicata
- 1 tazza di spinaci, tritati
- 4 once di formaggio di capra, sbriciolato
- 1 cucchiaino di burro
- 2 once di formaggio Cheddar, tagliuzzato

Indicazioni:

1. Tagliare le melanzane a metà e poi tagliare ogni metà in 2 parti.
2. Rimuovere la polpa dalle melanzane per ottenere tavole di melanzane.
3. Mescolare insieme pomodoro schiacciato, aglio a dadini, pepe nero macinato, paprika affumicata, spinaci tritati, formaggio di capra sbriciolato e burro.
4. Riempire le melanzane con questa miscela.
5. Ricoprire ogni tagliere di melanzane con formaggio Cheddar tagliuzzato.
6. Mettere le melanzane nel vassoio.
7. Preriscaldare il forno a 365 °F.
8. Mettere il vassoio con le melanzane nel forno e cuocere per 25 minuti.

Nutrizione:

- Calorie 229
- Grasso 16,1
- Fibra 4.6

- Carboidrati 9
- Proteina 13,8
- Sodio 21%

Korma Curry

Tempo di preparazione: 10 minuti
Tempo di cottura: 25 minuti
Porzioni: 6
Ingredienti:

- 3 libbre di petto di pollo, senza pelle e senza ossa
- 1 cucchiaino di garam masala
- 1 cucchiaino di curry in polvere
- 1 cucchiaio di aceto di sidro di mele
- ½ cucchiaino di crema di cocco
- 1 tazza di latte di mandorla biologico
- 1 cucchiaino di coriandolo macinato
- ¾ di cucchiaino di cardamomo macinato
- ½ cucchiaino di zenzero in polvere
- ¼ di cucchiaino di pepe di Caienna
- ¾ di cucchiaino di cannella macinata
- 1 pomodoro, tagliato a dadini 1 cucchiaino di olio di avocado
- ½ tazza di acqua

Indicazioni:

1. Tagliare il petto di pollo e metterlo nella casseruola.
2. Aggiungere l'olio di avocado e cominciare a cuocerlo a fuoco medio.
3. Cospargere il pollo con garam masala, curry in polvere, aceto di sidro di mele, coriandolo macinato, cardamomo, zenzero in polvere, pepe di cayenna, cannella macinata e pomodoro a cubetti. Mescolare accuratamente gli ingredienti. Cuocere per 10 minuti.
4. Aggiungere l'acqua, la crema di cocco e il latte di mandorla. Saltare la carne per altri 10 minuti.

Nutrizione:

- Calorie 411
- Grasso 19,3
- Fibra 0,9
- Carboidrati 6
- Proteina 49,9
- Sodio 12%

Barrette di zucchine

Tempo di preparazione: 10 minuti
Tempo di cottura: 15 minuti
Porzioni: 8
Ingredienti:

- 3 zucchine, grattugiate
- ½ cipolla bianca, tagliata a dadini
- 2 cucchiaini di burro
- 3 uova, sbattute
- 4 cucchiai di farina di cocco
- 1 cucchiaino di sale
- ½ cucchiaino di pepe nero macinato
- 5 once di formaggio di capra, sbriciolato
- ½ tazza di spinaci, tritati
- 1 cucchiaino di lievito in polvere
- ½ cucchiaino di succo di limone

Indicazioni:

1. Nella ciotola di miscelazione, mescolate insieme le zucchine grattugiate, la cipolla a dadini, le uova, la farina di cocco, il sale, il pepe nero macinato, il formaggio sbriciolato, gli spinaci tritati, il lievito in polvere e il succo di limone.
2. Aggiungete il burro e sfornate il composto fino a renderlo omogeneo.
3. Foderare la teglia con carta da forno.

4. Trasferire il composto di zucchine nella teglia e appiattirlo.
5. Preriscaldare il forno a 365°F e metterci dentro il piatto.
6. Cuocere per 15 minuti. Poi raffreddare bene il pasto.
7. Tagliare in barrette.

Nutrizione:

- Calorie 199
- Grasso 1316
- Fibra 215
- Carboidrati 7,1
- Proteina 13.1
- Sodio 21%

Zuppa di funghi

Tempo di preparazione: 10 minuti
Tempo di cottura: 25 minuti
Porzioni: 4
Ingredienti:

- 1 tazza di acqua
- 1 tazza di latte di cocco
- 1 tazza di funghi bianchi tritati
- ½ carota, tritata
- ¼ di cipolla bianca, tagliata a dadini
- 1 cucchiaio di burro
- 2 once di rapa, tritata
- 1 cucchiaino di aneto secco
- ½ cucchiaino di pepe nero macinato
- ¾ di cucchiaino di paprika affumicata
- 1 oz. di gambo di sedano, tritato

Indicazioni:

1. Versare l'acqua e il latte di cocco nella casseruola e portare il liquido a ebollizione. Aggiungere i funghi tritati, le carote e le rape. Chiudere il coperchio e far bollire per 10 minuti.
2. Nel frattempo, mettere il burro nella padella. Aggiungere la cipolla tagliata a dadini. Cospargere con aneto, pepe nero macinato e paprika affumicata. Arrostire la cipolla per 3 minuti. Aggiungere la cipolla arrostita al composto della zuppa.
3. Poi aggiungere il gambo di sedano tritato. Chiudere il coperchio.
4. Cuocere la zuppa per 10 minuti.
5. Poi versare il tutto nelle ciotole di servizio.

Nutrizione:

- Calorie 181
- Grasso 17,3
- Fibra 2.5
- Carboidrati 6,9
- Proteina 2.4
- Sodio 4%

Funghi di Portobello ripieni

Tempo di preparazione: 10 minuti
Tempo di cottura: 10 minuti
Porzioni: 4
Ingredienti:

- 2 funghi Portobello
- 2 once. di cuori di carciofo, scolati, tritati
- 1 cucchiaio di crema di cocco
- 1 cucchiaio di formaggio cremoso
- 1 cucchiaino di aglio tritato
- 1 cucchiaio di coriandolo fresco, tritato
- 3 once di formaggio Cheddar, grattugiato

- ½ cucchiaino di pepe nero macinato
- 2 cucchiai di olio d'oliva
- ½ cucchiaino di sale

Indicazioni:

1. Cospargere i funghi con olio d'oliva e metterli nel vassoio. Trasferire il vassoio nel forno preriscaldato a 360 °F e farli cuocere per 5 minuti.
2. Nel frattempo, frullare insieme i cuori di carciofo, la crema di cocco, il formaggio cremoso, l'aglio tritato e il coriandolo tritato. Aggiungere il formaggio grattugiato nella miscela e spolverare con pepe nero macinato e sale. Riempire i funghi alla griglia con il composto di formaggio e cuocerli per altri 5 minuti. Servire i funghi solo caldi.

Nutrizione:

- Calorie 183
- Grasso 16,3
- Fibra 1.9
- Carboidrati 3
- Proteina 7.7
- Sodio 37%

Insalata di lattuga

Tempo di preparazione: 10 minuti
Tempo di cottura: 0 minuti
Porzioni: 1
Ingredienti:

- 1 tazza di lattuga romana, tritata grossolanamente
- 3 once di seitan, tritato
- 1 cucchiaio di olio di avocado
- 1 cucchiaino di semi di girasole

- 1 cucchiaino di succo di limone
- 1 uovo sodo, sbucciato
- 2 once di formaggio Cheddar, tagliuzzato

Indicazioni:

1. Mettere la lattuga nell'insalatiera. Aggiungere il seitan tritato e il formaggio Cheddar.
2. Poi tagliate l'uovo grossolanamente e aggiungetelo all'insalatiera.
3. Mescolate insieme il succo di limone con l'olio di avocado.
4. Cospargere l'insalata con la miscela di olio e semi di girasole. Non mescolare l'insalata prima di servire.

Nutrizione:

- Calorie 663
- Grasso 29,5
- Fibra 4.7
- Carboidrati 3,8
- Proteina 84,2
- Sodio 45%

Salmone all'aglio e limone

Tempo di preparazione: 3 minuti
Tempo di cottura: 17 minuti
Porzioni: 4
Ingredienti:

- 2 libbre di filetti di salmone, congelati
- 1 tazza di acqua
- ¼ di cucchiaino di aglio in polvere
- 1/8 di cucchiaino di pepe
- ¼ di tazza di succo di limone
- ¼ di cucchiaino di sale a piacere
- 1 limone

Indicazioni:

1. Mettere l'acqua nella pentola istantanea e il succo di limone, poi aggiungere le erbe e metterla in un cestello per la cottura a vapore.
2. Irrorare il salmone con olio e condire con pepe e sale.
3. Aggiungere l'aglio in polvere sul salmone.
4. Stratificare le fette di limone sul salmone.
5. Cuocere a pressione alta manuale per 7 minuti, poi rilasciare la pressione naturale.
6. Da gustare su un'insalata o su delle verdure arrostite!

Nutrizione:

- Calorie: 165
- Grasso: 10gg
- Carboidrati: 8g
- Carboidrati netti: 4g
- Proteine: 15g
- Fibra: 4g
- Sodio 75%

Curry di ceci

Tempo di preparazione: 10 minuti
Tempo di cottura: 10 minuti
Porzioni: 6
Ingredienti:

- 2 cucchiai di olio d'oliva
- 1 peperone verde piccolo tagliato a dadini
- 2 lattine di ceci, scolati
- 1 tazza di mais
- 1 tazza di foglie di cavolo riccio
- 1 cucchiaio di sciroppo d'acero senza zucchero
- 1 cipolla tagliata a dadini
- 2 spicchi d'aglio tritati
- 1 lattina di pomodori a cubetti con succo

- 1 tazza di gombo affettato
- 1 tazza di brodo vegetale
- 1 cucchiaino di sale marino
- Succo di un lime
- ¼ di cucchiaino di pepe nero macinato
- 2 cucchiai di foglie di coriandolo

Indicazioni:

1. Accendere la funzione sauté sulla pentola istantanea.
2. Cuocere la cipolla per quattro minuti fino a rosolare, e poi aggiungere l'aglio e il pepe e cuocere per altri 2 minuti.
3. Aggiungere la polvere di curry e mescolare per 30 secondi, poi aggiungere il resto degli ingredienti e sigillare lo sfiato.
4. Cuocere sotto pressione manuale per 5 minuti e poi rilasciare la pressione naturale.
5. Aggiungere il sale, il pepe e il succo di lime, e aggiungere altro sale se necessario.
6. Servire su riso cotto o con foglie di coriandolo.

Nutrizione:

- Calorie: 119
- Grasso: 5g
- Carboidrati: 18g
- Carboidrati netti: 16g
- Proteine: 2g
- Fibra: 2g
- Sodio 30%

Instant Pot cosce di pollo con olive e capperi

Tempo di preparazione: 15 minuti
Tempo di cottura: 20 minuti
Porzioni: 6
Ingredienti:

- 6 cosce di pollo
- 3 cucchiai di olio di avocado
- ¼ di cucchiaino di paprika dolce
- Un paio di piccoli limoni
- 1 tazza di brodo di pollo
- 1 tazza di olive snocciolate
- 3 cucchiai di foglie di prezzemolo per guarnire
- 1 cucchiaino di sale kosher
- 1 cucchiaino di curcuma macinata
- ¼ di cucchiaino di pepe nero
- ¼ di cucchiaino di senape in polvere
- 2 cucchiai di grasso di cottura a scelta
- 2 spicchi d'aglio tritati
- 2 cucchiai di capperi

Indicazioni:

1. Condire le cosce di pollo con sale e metterle in una teglia.
2. Mescolare le spezie con l'olio di avocado, metterlo sopra il pollo, metterci la marinata e marinare per 20-30 minuti.
3. Dimezzare i limoni, e poi scaldare il ghee, girando sul fondo della pentola. Rosolare i polli per 3 minuti indisturbati, e poi rosolare il secondo lato.
4. Fate questo con il resto del pollo, e poi usate il brodo per deglassare la pentola.
5. Mettere i limoni sul fondo e il pollo sopra, e poi il resto degli ingredienti sopra il pollo.
6. Lasciate cuocere per 14 minuti.
7. Al termine, lasciare che la pressione naturale si allenti e poi assaggiare per vedere se è pronto, e mettere le olive e i capperi sopra il pollo, guarnendo con il prezzemolo.

Nutrizione:

- Calorie: 253
- Grasso: 6g
- Carboidrati: 10gNet
- Carboidrati: 6g

- Proteine: 13g
- Fibra: 4g
- Sodio 60%

Salmone istantaneo

Tempo di preparazione: 5 minuti
Tempo di cottura: 15 minuti
Porzioni: 4
Ingredienti:

- 1 tazza di acqua
- 1 libbra di salmone, tagliato a filetti
- Sale e pepe a piacere

Indicazioni:

1. Mettere una tazza d'acqua nella pentola istantanea e aggiungere il sottopentola.
2. Metteteci sopra i filetti e aggiungete il sale e il pepe.
3. Fissare e accendere la valvola di rilascio per sigillare, quindi cuocere ad alta pressione manuale per 3 minuti o 5 minuti per i filetti congelati.
4. Al termine, lasciate sfogare e rilasciare la pressione, e servite con la salsa o il contorno.

Nutrizione:

- Calorie: 161
- Grasso: 4g
- Carboidrati: 0
- Carboidrati netti: 0
- Proteine: 22g
- Fibra: 0g
- Sodio 33%

Instant Pot Mac N' Cheese

Tempo di preparazione: 10 minuti
Tempo di cottura: 10 minuti
Porzioni: 6
Ingredienti:

- 1 tazza di anacardi crudi, messi a bagno
- ¼ di tazza di lievito nutrizionale
- 1 cucchiaio di aceto di sidro di mele
- 12 once di pasta senza glutine
- 5 tazze di acqua, divise
- 2 cucchiaini di sale marino
- 2 cucchiai di succo di limone
- 1//4 di cucchiaino di noce moscata

Indicazioni:

1. Scolare gli anacardi e poi combinarli con 2 tazze d'acqua, il lievito, il succo di limone, l'aceto e la noce moscata, e poi frullarli fino ad ottenere un composto omogeneo.
2. Aggiungere la pasta nella pentola istantanea, mettere la salsa sopra, usare due tazze di acqua per sciacquare il frullatore, versare l'acqua del frullatore nella pentola istantanea, e poi sigillare e cuocere a pressione manuale per 0 minuti, poi lasciare che la pressione naturale si scarichi.
3. Rilasciare il vapore e poi mettere il resto dell'acqua in una pentola e usare un cucchiaio per mescolare.
4. Regolare i condimenti, e si possono aggiungere verdure e simili a questo.

Nutrizione:
Calorie: 329; grassi: 10g; carboidrati: 52g; carboidrati netti: 50g; proteine: 7g; fibre: 2g sodio 84%

Involtini di spinaci

Tempo di preparazione: 10 minuti
Tempo di cottura: 10 minuti
Porzioni: 4
Ingredienti:

- 4 uova, sbattute
- 1/3 di tazza di latte di mandorla biologico
- ½ cucchiaino di sale
- ½ cucchiaino di pepe bianco
- 1 cucchiaino di burro
- 9 once di petto di pollo, senza pelle e senza ossa, cotto
- 2 tazze di spinaci
- 2 cucchiai di panna pesante

Indicazioni:

1. Mescolare insieme le uova sbattute con il latte di mandorla e il sale.
2. Preriscaldare bene la padella e gettarvi il burro.
3. Scioglierlo.
4. Cuocere 4 crepes nella padella preriscaldata.
5. Nel frattempo, tritare gli spinaci e il petto di pollo.
6. Riempire ogni crepe all'uovo con spinaci tritati, petto di pollo e panna pesante.
7. Arrotolare le crepes e trasferirle sul piatto da portata.

Nutrizione:

- Calorie 220
- Grasso 14,5
- Fibra 0,8
- Carboidrati 2,4
- Proteina 20.1
- Sodio 31%

Pieghevole al formaggio di capra

Tempo di preparazione: 15 minuti
Tempo di cottura: 8 minuti
Porzioni: 4
Ingredienti:

- 8 once di formaggio di capra, sbriciolato
- 5 once di prosciutto, affettato
- 1 tazza di farina di mandorle
- ¼ di tazza di latte di cocco
- 1 cucchiaino di olio d'oliva
- ½ cucchiaino di aneto secco
- 1 cucchiaino di condimento italiano
- ½ cucchiaino di sale

Indicazioni:

1. Nella ciotola di miscelazione, mescolate insieme la farina di mandorle, il latte di cocco, l'olio d'oliva e il sale. Otterrete una pastella liscia.
2. Preriscaldare la padella antiaderente.
3. Separare la pastella in 4 parti. Versare la prima parte della pastella nella padella preriscaldata e cuocerla per 1 minuto da ogni lato.
4. Ripetere gli stessi passi con tutta la pastella.
5. Dopo questo, mescolate insieme il formaggio di capra sbriciolato, l'aneto secco e il condimento italiano.
6. Spalmate ogni pancake di farina di mandorle con il composto di formaggio di capra. Aggiungere il prosciutto affettato e piegarli.

Nutrizione:

- Calorie 402
- Grasso 31,8
- Fibra 1.6
- Carboidrati 5.1
- Proteina 25.1; Sodio 69%

Torta di crêpe

Tempo di preparazione: 10 minuti
Tempo di cottura: 15 minuti
Porzioni: 8
Ingredienti:

- 1 tazza di farina di mandorle
- 1 tazza di farina di cocco
- ½ tazza di panna pesante
- 1 cucchiaino di lievito in polvere
- ½ cucchiaino di sale
- 10 once di prosciutto, tagliato a fette
- ½ tazza di formaggio cremoso
- 1 cucchiaino di fiocchi di peperoncino
- 1 cucchiaio di coriandolo fresco, tritato
- 4 once di formaggio Cheddar, tagliuzzato

Indicazioni:

1. Preparare le crepes: nella ciotola di miscelazione, mescolare insieme la farina di mandorle, la farina di cocco, la panna pesante, il sale e il lievito in polvere. Frullare il composto.
2. Preriscaldare bene la padella antiaderente e versarvi 1 mestolo di pastella per crepes.
3. Fare le crepes: cuocerle per 1 minuto da ogni lato a fuoco medio.
4. Mescolate insieme crema di formaggio, fiocchi di peperoncino, coriandolo e formaggio Cheddar tagliuzzato.
5. Dopodiché, trasferite la 1a crespella sul piatto. Spalmarla con la miscela di formaggio cremoso. Aggiungere il prosciutto.
6. Ripetere i passaggi fino a quando non si utilizzano tutti gli ingredienti.
7. Cuocere la torta di crêpe per 5 minuti nel forno preriscaldato a 365 °F.
8. Tagliarlo nella porzione e servirlo caldo.

Nutrizione:

- Calorie 272
- Grasso 18,8
- Fibra 6.9
- Carboidrati 13,2
- Proteina 13,4
- Sodio 59%

Zuppa di cocco

Tempo di preparazione: 15 minuti
Tempo di cottura: 25 minuti
Porzioni: 4
Ingredienti:

- 1 tazza di latte di cocco
- 2 tazze di acqua 1 cucchiaino di pasta di curry
- 4 cosce di pollo
- ½ cucchiaino di zenzero fresco, grattugiato
- 1 spicchio d'aglio, tagliato a dadini 1 cucchiaino di burro
- 1 cucchiaino di fiocchi di peperoncino
- 1 cucchiaio di succo di limone

Indicazioni:

1. Mettere il burro nella padella e farlo sciogliere.
2. Aggiungere l'aglio tagliato a dadini e lo zenzero grattugiato. Cuocere gli ingredienti per 1 minuto. Mescolare costantemente.
3. Versare l'acqua nella casseruola, aggiungere il latte di cocco e la pasta di curry. Mescolare il liquido fino a renderlo omogeneo.
4. Aggiungere le cosce di pollo, i fiocchi di peperoncino e la miscela di zenzero cotta. Chiudere il coperchio e cuocere la zuppa per 15 minuti.
5. Poi iniziate a sbattere la zuppa con la frusta a mano e aggiungete il succo di limone.

6. Quando tutto il succo di limone è stato aggiunto, smettete di sbattere. Chiudere il coperchio e cuocere la zuppa per altri 5 minuti a fuoco medio.
7. Poi togliete la zuppa dal fuoco e lasciatela riposare per 15 minuti.

Nutrizione:

- Calorie 318
- Grasso 26
- Fibra 1.4
- Carboidrati 4,2
- Proteina 20,6
- Sodio 14%

Tacos di pesce

Tempo di preparazione: 10 minuti
Tempo di cottura: 5 minuti
Porzioni: 4
Ingredienti:

- 4 foglie di lattuga
- ½ cipolla rossa, tagliata a dadini
- ½ peperone jalapeno, tritato
- 1 cucchiaio di olio d'oliva
- 1 libbra di filetto di merluzzo
- 1 cucchiaio di succo di limone
- ¼ di cucchiaino di coriandolo macinato

Indicazioni:

1. Cospargere il filetto di merluzzo con ½ cucchiaio di olio d'oliva e coriandolo macinato.
2. Preriscaldare bene la griglia.
3. Grigliate il pesce per 2 minuti da ogni lato. Il pesce cotto ha un colore marrone chiaro.

4. Dopo questo, mescolate insieme la cipolla rossa tagliata a dadini, il peperone jalapeno tritato, l'olio d'oliva rimanente e il succo di limone.
5. Tagliare il filetto di merluzzo alla griglia in 4 pezzi.
6. Mettere il pesce nelle foglie di lattuga. Aggiungere un misto di cipolle rosse sul pesce e trasferire i tacos nei piatti da portata.

Nutrizione:

- Calorie 157
- Grasso 4,5
- Fibra 0,4
- Carboidrati 1,6
- Proteina 26.1
- Sodio 37%

Insalata Cobb

Tempo di preparazione: 10 minuti
Tempo di cottura: 5 minuti
Porzioni: 2
Ingredienti:

- 2 once di pancetta, tagliata a fette
- 1 uovo sodo, sbucciato
- ½ pomodoro, tritato
- 1 oz. di formaggio blu
- 1 cucchiaino di erba cipollina
- 1/3 di tazza di lattuga, tritata
- 1 cucchiaio di maionese
- 1 cucchiaio di succo di limone

Indicazioni:

1. Mettere la pancetta nella padella preriscaldata e arrostirla 1,5 minuti da ogni lato.

2. Quando la pancetta è cotta, tritatela grossolanamente e trasferitela nell'insalatiera.
3. Tritare le uova grossolanamente e aggiungere anche queste all'insalatiera.
4. Dopo questo, aggiungere il pomodoro tritato, l'erba cipollina e la lattuga.
5. Tritare il formaggio blu e aggiungerlo all'insalata.
6. Poi fare il condimento: sbattere insieme la maionese con il succo di limone.
7. Versare la miscela sull'insalata e scuotere un po'.

Nutrizione:

- Calorie 270
- Grasso 20,7
- Fibra 0,3
- Carboidrati 3,7
- Proteina 16,6
- Sodio 43%

Zuppa di formaggio

Tempo di preparazione: 10 minuti
Tempo di cottura: 15 minuti
Porzioni: 3
Ingredienti:

- 2 cipolle bianche, sbucciate, tagliate a dadini
- 1 tazza di formaggio Cheddar, tagliuzzato
- ½ tazza di panna pesante
- ½ tazza di acqua
- 1 cucchiaino di pepe nero macinato
- 1 cucchiaio di burro
- ½ cucchiaino di sale

Indicazioni:

1. Versare l'acqua e la panna pesante nella casseruola.
2. Portare a ebollizione.
3. Nel frattempo, far saltare il burro in padella, aggiungere le cipolle tagliate a dadini e farle soffriggere.
4. Quando le cipolle sono traslucide, trasferirle nel liquido bollente.
5. Aggiungere il pepe nero macinato, il sale e il formaggio. Cuocere la zuppa per 5 minuti.
6. Poi lasciarlo raffreddare un po' e versarlo nelle ciotole.

Nutrizione:

- Calorie 286
- Grasso 23,8
- Fibra 1.8
- Carboidrati 8,3
- Proteina 10.7
- Sodio 29%

Tartare di tonno

Tempo di preparazione: 10 minuti
Tempo di cottura: 0 minuti
Porzioni: 4
Ingredienti:

- 1 libbra di bistecca di tonno
- 1 cucchiaio di maionese
- 3 once di avocado, tritato
- 1 cetriolo, tritato
- 1 cucchiaio di succo di limone
- 1 cucchiaino di pepe di Caienna
- 1 cucchiaino di salsa di soia

- 1 cucchiaino di erba cipollina
- ½ cucchiaino di semi di cumino
- 1 cucchiaino di olio di canola

Indicazioni:

1. Tritare la bistecca di tonno e metterla nella grande ciotola.
2. Aggiungere l'avocado, il cetriolo e l'erba cipollina.
3. Mescolate insieme succo di limone, pepe di cayenna, salsa di soia, semi di cumino, olio di canola e maionese.
4. Aggiungere il liquido misto al composto di tonno e mescolare bene.
5. Disporre la tartare di tonno sui piatti da portata.

Nutrizione:

- Calorie 292
- Grasso 13,9
- Fibra 2
- Carboidrati 6
- Proteina 35.1
- Sodio 22%

Zuppa di vongole

Tempo di preparazione: 5 minuti
Tempo di cottura: 15 minuti
Porzioni: 3
Ingredienti:

- 1 tazza di latte di cocco
- 1 tazza d'acqua 6 once di vongole tritate
- 1 cucchiaino di erba cipollina ½ cucchiaino di pepe bianco
- ¾ di cucchiaino di fiocchi di peperoncino ½ cucchiaino di sale
- 1 tazza di cimette di broccoli, tritate

Indicazioni:

1. Versare il latte di cocco e l'acqua nella casseruola.
2. Aggiungere le vongole tritate, l'erba cipollina, il pepe bianco, i fiocchi di peperoncino, il sale e le cimette di broccoli.
3. Chiudere il coperchio e cuocere la zuppa a fuoco medio-basso per 15 minuti o finché tutti gli ingredienti sono morbidi.
4. Si raccomanda di servire la zuppa calda.

Nutrizione:

- Calorie 139
- Grasso 9,8
- Fibra 1.1
- Carboidrati 10,8
- Proteina 2.4
- Sodio 44%

Insalata di manzo asiatico

Tempo di preparazione: 10 minuti
Tempo di cottura: 25 minuti
Porzioni: 4
Ingredienti:

- 14 once di petto di manzo
- 1 cucchiaino di semi di sesamo
- ½ cucchiaino di semi di cumino
- 1 cucchiaio di aceto di sidro di mele
- 1 cucchiaio di olio di avocado
- 1 peperone rosso, affettato
- 1 cipolla bianca, affettata
- 1 cucchiaino di burro
- 1 cucchiaino di pepe nero macinato
- 1 cucchiaino di salsa di soia
- 1 spicchio d'aglio, affettato

- 1 tazza di acqua per la cottura

Indicazioni:

1. Affettare la punta di manzo e metterla nella pentola. Aggiungere acqua e chiudere il coperchio.
2. Cuocere il manzo per 25 minuti.
3. Poi scolare l'acqua e trasferire la punta di manzo nella padella.
4. Aggiungere il burro e arrostirlo per 5 minuti.
5. Mettere la punta di manzo cotta nell'insalatiera.
6. Aggiungere i semi di sesamo, i semi di cumino, l'aceto di sidro di mele, l'olio di avocado, il peperone affettato, la cipolla, il pepe nero macinato e la salsa di soia.
7. Cospargere l'insalata con l'aglio e mescolare.

Nutrizione:

- Calorie 227
- Grasso 8.1
- Fibra 1.4
- Carboidrati 6
- Proteina 31.1
- Sodio 83%

Carbonara

Tempo di preparazione: 10 minuti
Tempo di cottura: 25 minuti
Porzioni: 6
Ingredienti:

- 3 zucchine, tagliate
- 1 tazza di panna pesante
- 5 once di pancetta, tritata
- 2 tuorli d'uovo
- 4 once di formaggio Cheddar, grattugiato

- 1 cucchiaio di burro
- 1 cucchiaino di fiocchi di peperoncino
- 1 cucchiaino di sale
- ½ tazza di acqua, per la cottura

Indicazioni:

1. Fate i noodles di zucchine con l'aiuto dello spiralizer.
2. Mettere la pancetta nella padella e arrostirla per 5 minuti a fuoco medio. Mescolare di tanto in tanto.
3. Nel frattempo, nella casseruola, mescolate insieme la panna pesante, il burro, il sale e i fiocchi di peperoncino.
4. Aggiungete il tuorlo d'uovo e sbattete il composto fino a renderlo liscio.
5. Iniziare a preriscaldare il liquido, mescolare costantemente.
6. Quando il liquido comincia a bollire, aggiungere il formaggio grattugiato e la pancetta fritta. Mescolare e chiudere il coperchio. Soffriggere a fuoco basso per 5 minuti.
7. Nel frattempo, mettere i noodles di zucchine nella padella dove era la pancetta e arrostirli per 3 minuti.
8. Poi versare la miscela di panna pesante sulle zucchine e mescolare bene. Cuocere ancora per 1 minuto e trasferire nei piatti di servizio.

Nutrizione:

- Calorie 324
- Grasso 27,1
- Fibra 1.1
- Carboidrati 4,6
- Proteina 16
- Sodio 65%

Zuppa di cavolfiore con semi

Tempo di preparazione: 10 minuti
Tempo di cottura: 20 minuti
Porzioni: 4

Ingredienti:

- 2 tazze di cavolfiore
- 1 cucchiaio di semi di zucca
- 1 cucchiaio di semi di chia
- ½ cucchiaino di sale
- 1 cucchiaino di burro
- ¼ di cipolla bianca, tagliata a dadini
- ½ tazza di crema di cocco
- 1 tazza di acqua
- 4 oz. di parmigiano, grattugiato
- 1 cucchiaino di paprika
- 1 cucchiaio di coriandolo secco

Indicazioni:

1. Tritare il cavolfiore e metterlo nella casseruola.
2. Aggiungere il sale, il burro, la cipolla tagliata a dadini, la paprika e il coriandolo secco.
3. Cuocere il cavolfiore a fuoco medio per 5 minuti.
4. Poi aggiungere la crema di cocco e l'acqua.
5. Chiudere il coperchio e far bollire la zuppa per 15 minuti.
6. Poi frullare la zuppa con l'aiuto di un frullatore a mano.
7. Portare a ebollizione di nuovo.
8. Aggiungere il formaggio grattugiato e mescolare bene.
9. Versare la zuppa nelle ciotole di servizio e coprire ogni ciotola con semi di zucca e semi di chia.

Nutrizione:

- Calorie 214
- Grasso 16,4
- Fibra 3.6
- Carboidrati 8.1
- Proteina 12.1
- Sodio 43%

Asparagi avvolti nel prosciutto

Tempo di preparazione: 15 minuti
Tempo di cottura: 20 minuti
Porzioni: 6
Ingredienti:

- 2 libbre di asparagi
- 8 once di prosciutto crudo, tagliato a fette
- 1 cucchiaio di burro fuso
- ½ cucchiaino di pepe nero macinato
- 4 cucchiai di panna pesante
- 1 cucchiaio di succo di limone

Indicazioni:

1. Tagliare le fette di prosciutto a strisce.
2. Avvolgere gli asparagi in strisce di prosciutto e metterli sul vassoio.
3. Cospargere le verdure con pepe nero macinato, panna pesante e succo di limone. Aggiungere il burro.
4. Preriscaldare il forno a 365 °F.
5. Mettere il vassoio con gli asparagi nel forno e cuocere per 20 minuti.
6. Servire il pasto cotto solo caldo.

Nutrizione:

- Calorie 138
- Grasso 7,9
- Fibra 3.2
- Carboidrati 6,9
- Proteina 11,5
- Sodio 3%

Ricette di dessert

Il più elegante soufflé al prezzemolo di sempre

Porzioni: 5
Tempo di preparazione: 5 minuti
Tempo di cottura: 6 minuti
Ingredienti:

- 2 uova intere
- 1 peperoncino rosso fresco, tritato
- 2 cucchiai di crema di cocco
- 1 cucchiaio di prezzemolo fresco, tritato
- Semi di girasole a piacere

Indicazioni:

1. Preriscaldare il forno a 390 gradi F.
2. Burro di mandorle 2 piatti da soufflé.
3. Aggiungere gli ingredienti in un frullatore e mescolare bene.
4. Dividere la pastella nei piatti da soufflé e cuocere per 6 minuti.
5. Servire e godere!

Nutrizione:

- Calorie: 108
- Grasso: 9g
- Carboidrati: 9g
- Proteine: 6g
- Sodio 14%

Bocconcini di finocchio e mandorle

Porzioni: 12
Tempo di preparazione: 10 minuti
Tempo di cottura: Nessuno

Tempo di congelamento: 3 ore
Ingredienti:

- 1 cucchiaino di estratto di vaniglia
- ¼ di tazza di latte di mandorla
- ¼ di tazza di cacao in polvere
- ½ tazza di olio di mandorle
- Un pizzico di semi di girasole
- 1 cucchiaino di semi di finocchio

Indicazioni:

1. Prendete una ciotola e mescolate l'olio di mandorle e il latte di mandorle.
2. Sbattere fino a che non sia liscio e lucido con lo sbattitore elettrico.
3. Mescolare il resto degli ingredienti.
4. Prendete un sacchetto per piping e versate in una teglia foderata di carta pergamena.
5. Congelare per 3 ore e conservare in frigorifero.

Nutrizione:

- Totale
- Carboidrati: 1g
- Fibra: 1g
- Proteine: 1g
- Grasso: 20g Sodio 3%

Caramello al cocco esuberante

Porzioni: 12
Tempo di preparazione: 20 minuti
Tempo di cottura: Nessuno
Tempo di congelamento: 2 ore
Ingredienti:

- ¼ di tazza di cocco, tagliuzzato
- 2 tazze di olio di cocco
- ½ tazza di crema di cocco
- ¼ di tazza di mandorle, tritate
- 1 cucchiaino di estratto di mandorle
- Un pizzico di semi di girasole
- Stevia a piacere

Indicazioni:

1. Prendete una grande ciotola e versateci la crema di cocco e l'olio di cocco.
2. Frullare con uno sbattitore elettrico.
3. Frullare fino a quando il composto diventa liscio e lucido.
4. Aggiungere il cacao in polvere lentamente e mescolare bene.
5. Aggiungere il resto degli ingredienti.
6. Versare in una teglia per il pane rivestita di carta pergamena.
7. Congelare fino a quando non si è ambientato.
8. Tagliateli a quadratini e serviteli.

Nutrizione:

- Carboidrati totali: 1g Fibra: 1g Proteine: 0g
- Grasso: 20g Sodio 5%

No Bake Cheesecake

Porzioni: 10
Tempo di preparazione: 120 minuti
Tempo di cottura: Nullo
Ingredienti: Per la crosta

- 2 cucchiai di semi di lino macinati
- 2 cucchiai di cocco essiccato
- 1 cucchiaino di cannella
- Per il riempimento
- 4 once di formaggio cremoso vegano

- 1 tazza di anacardi, ammollati
- ½ tazza di mirtilli congelati
- 2 cucchiai di olio di cocco
- 1 cucchiaio di succo di limone
- 1 cucchiaino di estratto di vaniglia
- Stevia liquida

Indicazioni:

1. Prendete un contenitore e mescolate gli ingredienti della crosta, mescolate bene.
2. Appiattite il composto sul fondo per preparare la crosta della vostra cheesecake.
3. Prendete un frullatore/un robot da cucina e aggiungete gli ingredienti del ripieno, frullate fino ad ottenere un composto omogeneo.
4. Versare delicatamente la pastella sopra la crosta e raffreddare per 2 ore. Servire e godere!

Nutrizione:

- Calorie: 182 grassi: 16g Carboidrati: 4g
- Proteine: 3g Sodio 36%

Budino di zucca con semi di chia facile

Porzioni: 4
Tempo di preparazione: 10-15 minuti/tempo di raffreddamento durante la notte
Tempo di cottura: Nullo
Ingredienti:

- 1 tazza di sciroppo d'acero
- 2 cucchiaini di spezie di zucca
- 1 tazza di purea di zucca
- 1 ¼ di tazza di latte di mandorla
- ½ tazza di semi di chia

Indicazioni:

1. Aggiungere tutti gli ingredienti in una ciotola e mescolare delicatamente.
2. Lasciare in frigo per una notte o almeno 15 minuti.
3. Aggiungere gli ingredienti desiderati, come mirtilli, mandorle, ecc.
4. Servire e godere!

Nutrizione:

- Calorie: 230
- Grasso: 10g
- Carboidrati:22g
- Proteine:11g
- Sodio 37%

Un bel budino al mirtillo

Porzioni: 4
Tempo di preparazione: 20 minuti
Tempo di cottura: Nullo
Punti intelligenti: 0
Ingredienti:

- 2 tazze di mirtilli congelati
- 2 cucchiaini di scorza di lime, grattugiata fresca
- 20 gocce di stevia liquida
- 2 avocado piccoli, sbucciati, snocciolati e tritati
- ½ cucchiaino di zenzero fresco, grattugiato fresco
- 4 cucchiai di succo di lime fresco
- 10 cucchiai di acqua

Indicazioni:

1. Aggiungere tutti gli ingredienti elencati in un frullatore (tranne i mirtilli) e frullare bene il composto.

2. Trasferire la miscela in piccole ciotole di servizio e raffreddare le ciotole.
3. Servire con una guarnizione di mirtilli.
4. Buon divertimento!

Nutrizione:

- Calorie: 166
- Grasso: 13g
- Carboidrati: 13g
- Proteina: 1.7g
- Sodio 2%

Lime decisivo e ghiacciolo alla fragola

Porzioni: 4
Tempo di preparazione: 2 ore
Tempo di cottura: Nullo
Ingredienti:

- 1 cucchiaio di succo di lime, fresco
- ¼ di tazza di fragole, mondate e affettate
- ¼ di tazza di latte di mandorla di cocco, non zuccherato e pieno
- Fat
- 2 cucchiaini di dolcificante naturale

Indicazioni:

1. Frullare gli ingredienti elencati in un frullatore fino a renderli lisci.
2. Versare la miscela negli stampi per ghiaccioli e lasciarli raffreddare per 2 ore.
3. Servire e godere!

Nutrizione:

- Calorie: 166
- Grasso: 17g

- Carboidrati: 3g
- Proteine: 1g
- Sodio 2%

Muffin al mirtillo devastante

Porzioni: 4
Tempo di preparazione: 10 minuti
Tempo di cottura: 30 minuti
Ingredienti:

- 1 tazza di farina di mandorle
- Pizzico di semi di girasole
- 1/8 di cucchiaino di bicarbonato di sodio
- 1 uovo intero
- 2 cucchiai di olio di cocco, sciolto
- ½ tazza di latte di mandorla al cocco
- ¼ di tazza di mirtilli freschi

Indicazioni:

1. Preriscaldare il forno a 350 gradi F.
2. Foderare una teglia per muffin con pirottini di carta per muffin.
3. Aggiungere la farina di mandorle, i semi di girasole, il bicarbonato di sodio in una ciotola e mescolare, tenere da parte.
4. Prendete un'altra ciotola e aggiungete l'olio di cocco all'uovo, il latte di mandorla al cocco e mescolate.
5. Aggiungere il mix al mix di farina e combinare delicatamente fino ad incorporarlo.
6. Mescolare i mirtilli e riempire le teglie di cupcakes con la pastella.
7. Cuocere per 20-25 minuti.
8. Buon divertimento!

Nutrizione:

- Calorie: 167 Grasso: 15g Carboidrati: 2.1g Proteine: 5.2g Sodio 13%

Il pane al cocco

Porzioni: 4
Tempo di preparazione: 15 minuti
Tempo di cottura: 40 minuti
Ingredienti:

- 1 ½ cucchiaio di farina di cocco
- ¼ di cucchiaino di lievito in polvere
- 1/8 di cucchiaino di semi di girasole
- 1 cucchiaio di olio di cocco, sciolto
- 1 uovo intero

Indicazioni:

1. Preriscaldare il forno a 350 gradi F.
2. Aggiungere la farina di cocco, il lievito e i semi di girasole.
3. Aggiungere l'olio di cocco, le uova e mescolare bene fino ad amalgamare.
4. Lasciare la pastella per alcuni minuti.
5. Versare metà della pastella sulla teglia.
6. Stenderlo per formare un cerchio, ripetere con la pastella rimanente.
7. Cuocere in forno per 10 minuti.
8. Una volta ottenuta una consistenza dorata, lasciate raffreddare e servite.
9. Buon divertimento!

Nutrizione:

- Calorie: 297 Grasso: 14g
- Carboidrati: 15g Proteine: 15g
- Sodio 8%

Fichi freschi con noci e ricotta

Porzioni: 4
Tempo di preparazione: 5 minuti
Tempo di cottura: 2-3 minuti

Ingredienti:

- 8 fichi secchi, dimezzati
- ¼ di tazza di ricotta
- 16 noci, dimezzate
- 1 cucchiaio di miele

Indicazioni:

1. Prendere una padella e metterla a fuoco medio, aggiungere le noci e tostare per 2 minuti.
2. Coprire i fichi con il formaggio e le noci.
3. Spruzzare il miele sulla parte superiore.
4. Buon divertimento!

Nutrizione:

- Calorie: 142
- Grasso: 8g
- Carboidrati:10g
- Proteine:4g
- Sodio 5%

Autentici tartufi di datteri di Medjool

Porzioni: 4
Tempo di preparazione: 10-15 minuti
Tempo di cottura: Nullo
Ingredienti:

- 2 cucchiai di olio di arachidi
- ½ tazza di popcorn
- 1/3 di tazza di arachidi, tritate
- 1/3 di tazza di burro di mandorle alle arachidi
- ¼ di tazza di miele millefiori

Indicazioni:

1. Prendete una pentola e aggiungete i chicchi di popcorn, l'olio di arachidi.
2. Mettetelo sul fuoco medio e scuotete la pentola delicatamente fino a quando tutto il mais è scoppiato.
3. Prendere una casseruola e aggiungere il miele, far sobbollire dolcemente per 2-3 minuti.
4. Aggiungere il burro di mandorle alle arachidi e mescolare.
5. Rivestire i popcorn con la miscela e godere!

Nutrizione:

- Calorie: 430
- Grasso: 20g
- Carboidrati: 56g
- Proteine 9g
- Sodio 69%

Gustosi Popcorn mediterranei al burro di mandorle e arachidi

Porzioni: 4
Tempo di preparazione: 5 minuti + 20 minuti di raffreddamento
Tempo di cottura: 2-3 minuti
Ingredienti:

- 3 tazze di datteri Medjool, tritati
- 12 once di caffè preparato
- 1 tazza di noci pecan, tritate
- ½ tazza di cocco, tagliuzzato
- ½ tazza di cacao in polvere

Indicazioni:

1. Immergere i datteri nel caffè caldo per 5 minuti.

2. Togliere i datteri dal caffè e schiacciarli, facendo una miscela liscia e fine.
3. Mescolate i restanti ingredienti (tranne il cacao in polvere) e formate delle palline con il composto.
4. Ricoprire con cacao in polvere, servire e gustare!

Nutrizione:

- Calorie: 265
- Grasso: 12g
- Carboidrati: 43g
- Proteina 3g
- Sodio 9%

Solo un minuto che vale un muffin

Porzioni: 2
Tempo di preparazione: 5 minuti
Tempo di cottura: 1 minuto
Ingredienti:

- Olio di cocco per il grasso
- 2 cucchiaini di farina di cocco
- 1 pizzico di bicarbonato di sodio
- 1 pizzico di semi di girasole
- 1 uovo intero

Indicazioni:

1. Ungere il pirottino con olio di cocco e tenerlo da parte.
2. Aggiungere gli ingredienti in una ciotola e combinare fino a quando non ci sono grumi.
3. Versare la pastella nel pirottino.
4. Cuocere nel microonde per 1 minuto su HIGH.
5. Tagliare a metà e servire.
6. Buon divertimento!

Nutrizione:

- Totale
- Carboidrati: 5,4
- Fibra: 2g
- Proteine: 7.3g
- Sodio 8%

Pane di mandorle sostanzioso

Porzioni: 8
Tempo di preparazione: 15 minuti
Tempo di cottura: 60 minuti
Ingredienti:

- 3 tazze di farina di mandorle
- 1 cucchiaino di bicarbonato di sodio
- 2 cucchiaini di lievito in polvere
- ¼ di cucchiaino di semi di girasole
- ¼ di tazza di latte di mandorla
- ½ tazza + 2 cucchiai di olio d'oliva
- 3 uova intere

Indicazioni:

1. Preriscaldare il forno a 300 gradi F.
2. Prendete una teglia da 9x5 pollici e ungetela, tenetela da parte.
3. Aggiungere gli ingredienti elencati in una ciotola e versare la pastella nella teglia.
4. Cuocere per 60 minuti.
5. Una volta cotto, toglierlo dal forno e lasciarlo raffreddare.
6. Affettare e servire!

Nutrizione:

- Calorie: 277 ; Grasso: 21g
- Carboidrati: 7g ; Proteine: 10g ; Sodio 23%

Burro di anacardi e mandorle

Tempo di preparazione: 5 minuti
Tempo di cottura: Nullo
Porzioni: 1 e ½ tazze
Ingredienti:

- 1 tazza di mandorle, sbollentate
- 1/3 di tazza di anacardi
- 2 cucchiai di olio di cocco
- Semi di girasole secondo necessità
- ½ cucchiaino di cannella

Indicazioni:

1. Preriscaldare il forno a 350 ° F.
2. Cuocere mandorle e anacardi per 12 minuti.
3. Lasciateli raffreddare.
4. Trasferire nel robot da cucina e aggiungere i restanti ingredienti.
5. Aggiungete l'olio e continuate a frullare fino a quando non diventa liscio.
6. Servire e godere!

Nutrizione:

- Calorie: 205
- Grasso: 19g
- Carboidrati: g
- Proteina: 2.8g
- Sodio 9%

Il rinfrescante Nutter

Tempo di preparazione: 10 minuti
Tempo di cottura: 0 minuti
Porzioni: 1
Ingredienti:

- 1 cucchiaio di semi di chia
- 2 tazze di acqua
- 1 oncia di noci di macadamia
- 1-2 pacchetti di Stevia, opzionale
- 1 oncia di nocciola

Indicazioni:

1. Aggiungere tutti gli ingredienti elencati in un frullatore.
2. Frullare ad alta velocità fino a che non sia liscio e cremoso.
3. Godetevi il vostro frullato.

Nutrizione:

- Calorie: 452
- Grasso: 43g
- Carboidrati: 15g
- Proteine: 9g
- Sodio 1%

Eleganti muffin al mirtillo rosso

Tempo di preparazione: 10 minuti
Tempo di cottura: 20 minuti
Dosi: 24 muffin
Ingredienti:

- 2 tazze di farina di mandorle
- 2 cucchiaini di bicarbonato di sodio
- ¼ di tazza di olio di avocado
- 1 uovo intero
- ¾ di tazza di latte di mandorla
- ½ tazza di eritritolo
- ½ tazza di salsa di mele
- Zest di 1 arancia
- 2 cucchiaini di cannella macinata

- 2 tazze di mirtilli freschi

Indicazioni:

1. Preriscaldare il forno a 350 ° F.
2. Foderare una teglia per muffin con pirottini di carta per muffin e tenerli da parte.
3. Aggiungere la farina, il bicarbonato e tenerlo da parte.
4. Prendere un'altra ciotola e sbattere i restanti ingredienti e aggiungere la farina, mescolare bene.
5. Versare la pastella nella teglia per muffin preparata e cuocere per 20 minuti.
6. Una volta fatto, lasciatelo raffreddare per 10 minuti.
7. Servire e godere!

Nutrizione:

- Calorie: 354
- Carboidrati totali: 7g
- Fibra: 2g
- Proteine: 2.3g
- Grasso: 7g
- Sodio 77%

Muffin di mele e mandorle

Tempo di preparazione: 10 minuti
Tempo di cottura: 20 minuti
Porzioni: 6 muffin
Ingredienti:

- 6 once di mandorle macinate
- 1 cucchiaino di cannella
- ½ cucchiaino di lievito in polvere
- 1 pizzico di semi di girasole
- 1 uovo intero

- 1 cucchiaino di aceto di sidro di mele
- 2 cucchiai di eritritolo
- 1/3 di tazza di salsa di mele

Indicazioni:

1. Preriscaldare il forno a 350 ° F.
2. Foderare la teglia per muffin con i pirottini di carta per muffin, e tenerli da parte.
3. Mescolare le mandorle, la cannella, il lievito, i semi di girasole e tenerlo da parte.
4. Prendete un'altra ciotola e sbattete le uova, l'aceto di sidro di mele, la salsa di mele, l'eritritolo.
5. Aggiungere il mix agli ingredienti secchi e mescolare bene fino ad ottenere una pastella liscia.
6. Versare la pastella nella teglia e cuocere per 20 minuti.
7. Una volta fatto, lasciateli raffreddare.
8. Servire e godere!

Nutrizione:

- Calorie: 234
- Carboidrati totali: 10
- Fibra: 4g
- Proteine: 13g
- Grasso: 17g
- Sodio 47%

Parfait al cioccolato alla moda

Tempo di preparazione: 2 ore
Tempo di cottura: zero
Porzioni: 4
Ingredienti:

- 2 cucchiai di cacao in polvere
- 1 tazza di latte di mandorla
- 1 cucchiaio di semi di chia

- ½ cucchiaino di estratto di vaniglia

Indicazioni:

1. Prendete una ciotola e aggiungete il cacao in polvere, il latte di mandorla, i semi di chia, l'estratto di vaniglia e mescolate.
2. Trasferire in un bicchiere da dessert e mettere in frigo per 2 ore.
3. Servire e godere!

Nutrizione:

- Calorie: 130
- Grasso: 5g
- Carboidrati: 7g
- Proteine: 16g
- Sodio 4%

Bomba Matcha suprema

Tempo di preparazione: 100 minuti
Tempo di cottura: Nullo
Porzioni: 10
Ingredienti:

- 3/4 di tazza di semi di canapa
- ½ tazza di olio di cocco
- 2 cucchiai di burro di mandorle al cocco
- 1 cucchiaino di polvere di Matcha
- 2 cucchiai di estratto di baccello di vaniglia
- Stevia liquida

Indicazioni:

1. Prendete il vostro frullatore / robot da cucina e aggiungete i semi di canapa, l'olio di cocco, il Matcha, l'estratto di vaniglia e la stevia.
2. Mescolate fino ad avere una bella pastella e dividete in stampi di silicone.

3. Sciogliere il burro di cocco e mandorle e versare sopra.
4. Lasciate raffreddare le tazze e godetevele!

Nutrizione:

- Calorie: 200
- Grasso: 20g
- Carboidrati: 3g
- Proteine: 5g
- Sodio 6%

Mesmerizing Avocado and Chocolate Pudding

Tempo di preparazione: 30 minuti
Tempo di cottura: Nullo
Porzioni: 2
Ingredienti:

- 1 avocado, tagliato a pezzi
- 1 cucchiaio di dolcificante naturale come la stevia
- 2 once di formaggio cremoso, a temperatura ambiente
- ¼ di cucchiaino di estratto di vaniglia
- 4 cucchiai di cacao in polvere, non zuccherato

Indicazioni:

1. Frullare gli ingredienti elencati in un frullatore fino a renderli lisci.
2. Dividere la miscela tra le ciotole da dessert, raffreddare per 30 minuti.
3. Servire e godere!

Nutrizione:

- Calorie: 281
- Grasso: 27g
- Carboidrati: 12g
- Proteine: 8g; Sodio 18%

Budino sostanzioso all'ananas

Tempo di preparazione: 10 minuti
Tempo di cottura: 5 ore
Porzioni: 4
Ingredienti:

- 1 cucchiaino di lievito in polvere
- 1 tazza di farina di cocco
- 3 cucchiai di stevia
- 3 cucchiai di olio di avocado
- ½ tazza di latte di cocco
- ½ tazza di noci pecan, tritate
- ½ tazza di ananas, tritata
- ½ tazza di scorza di limone, grattugiata
- 1 tazza di succo d'ananas, naturale

Indicazioni:

1. Ungere lo Slow Cooker con olio.
2. Prendete una ciotola e mescolate farina, stevia, lievito, olio, latte, noci pecan, ananas, scorza di limone, succo d'ananas e mescolate bene.
3. Versare la miscela nel fornello lento.
4. Mettere il coperchio e cuocere a BASSO per 5 ore.
5. Dividere tra le ciotole e servire.
6. Buon divertimento!

Nutrizione:

- Calorie: 188
- Grasso: 3g
- Carboidrati: 14g
- Proteine: 5g
- Sodio 5%

Sana crostata di bacche

Tempo di preparazione: 10 minuti
Tempo di cottura: 2 ore e 30 minuti
Porzioni: 8
Ingredienti:

- 1 ¼ di tazza di farina di mandorle
- 1 tazza di zucchero di cocco
- 1 cucchiaino di lievito in polvere
- ½ cucchiaino di cannella in polvere
- 1 uovo intero
- ¼ di tazza di latte magro
- 2 cucchiai di olio d'oliva
- 2 tazze di lamponi
- 2 tazze di mirtilli

Indicazioni:

1. Prendete una ciotola e aggiungete la farina di mandorle, lo zucchero di cocco, il lievito e la cannella.
2. Mescolare bene.
3. Prendete un'altra ciotola e aggiungete l'uovo, il latte, l'olio, i lamponi, i mirtilli e mescolate.
4. Unire entrambe le miscele.
5. Ungi il tuo Slow Cooker.
6. Versa il composto combinato nel tuo Slow Cooker e cuoci su HIGH per 2 ore e 30 minuti.
7. Dividere tra le ciotole di servizio e gustare!

Nutrizione:

- Calorie: 250
- Grasso: 4g
- Carboidrati: 30g
- Proteine: 3g ; Sodio 1%

Lightning Source UK Ltd.
Milton Keynes UK
UKHW020646140621
385483UK00011B/567